中国苗医学思想与文化研究

田华咏　田　兰　王　鹏　著

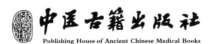
Publishing House of Ancient Chinese Medical Books

图书在版编目（CIP）数据

中国苗医学思想与文化研究／田华咏，田兰，王鹏著. -- 北京：中医古籍出版社，2023.6

ISBN 978－7－5152－2074－1

Ⅰ. ①中… Ⅱ. ①田… ②田… ③王… Ⅲ. ①苗族－民族医学－文化研究 Ⅳ. ①R291.6

中国版本图书馆 CIP 数据核字（2021）第 001051 号

中国苗医学思想与文化研究

田华咏　田　兰　王　鹏　著

责任编辑　郑　蓉　赵月华
封面设计　蔡　慧
出版发行　中医古籍出版社
社　　址　北京市东城区东直门内南小街 16 号（100700）
电　　话　010－64089446（总编室）　010－64002949（发行部）
网　　址　www.zhongyiguji.com.cn
印　　刷　廊坊市靓彩印刷有限公司
开　　本　710mm×1000mm　1/16
印　　张　14.75
字　　数　232 千字
版　　次　2023 年 6 月第 1 版　2023 年 6 月第 1 次印刷
书　　号　ISBN 978－7－5152－2074－1
定　　价　68.00 元

前　言

1984年元月中旬，天上飘着鹅毛大雪，我与几位苗族文化专家及民族医药工作者围坐在湖南省湘西土家族苗族自治州凤凰县政府招待所一间会议室的炭火盆旁，参加由湘西土家族苗族自治州科委、州卫生局组织的科研成果鉴定会，对凤凰县苗医欧志安研究完成的《湘西苗医初考》进行成果鉴定。通过该鉴定，从中感受到我国苗族医药文化的悠久历史，丰富内涵，神奇医技。这些深深烙在我的记忆中，我从那时开始思考苗族医药悠久历史的源头及文化背景。在后来的20余年苗族医药田野调查期间，先后在湘黔边区的武陵山区的苗家山寨，贵州省黔东南、黔南苗族生活地区，收集原始材料、口述史的录辑等文献资料。在点点滴滴知识积累的基础上，先后撰写并发表苗医药论文30余篇，2008年完成了《中国苗医史》的编著与出版。

近年来，时常思考苗医药为什么几千年传承不衰，临床活力旺盛，究其根源是苗医学思想支撑着苗医药的传承与发展。思想一词出于《素问·上古天真论》"外不劳形于事，内无思想之患"。何谓思想？印度哲学家吉杜·克里希那穆提认为："思想者是思想的产物。"思想是在人的意识中经过思维活动而产生的结果或形成的观点以及观念体系。思想包含思想和联想的以目标为导向的流动，可以导致以现实为导向的结论。思想也是指思维活动的结果，属于理性认识，一般也称观念。美国理查德·菲利普斯·费曼认为："任何伟大的科学成就都源于思想自由。"中国苗医学思想是反映或部分反映苗医学的本质或规律，具有一定的理论性和抽象性，具有创新性，能够有效地指导临床实践。苗医学思想是建立在人与自然、天地生成、天人合一的古朴哲学基础之上，在长期的医学实践中形成发展起来的，具体体现在医、病、药三大知识板块的思想理念及医疗实践、患者康养等医学活动中。思想就是生产力，思想是先导，科技只是结果，充分地体现了思想对学术及科技指导的作用。苗医学思想是跳动在苗医学文化里的绚丽华章，希望通过苗医学思想这个窗口，洞悉苗医学历史的足迹，探寻苗医学深广而厚重的文化沉淀。

本书分为上、下两篇，上篇为苗医学思想研究，下篇为苗医学文化研究，从思想与文化两个方面将苗医学研究成果汇编成册，向外界介绍中国苗医学的发展现状，以期我国苗医学的研究与应用再创辉煌，为传统医学宝库注入新的活力。

田华咏

2022 年国庆

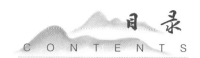

上篇　苗医学思想研究

第一章　绪论 …………………………………………………………… 003
　第一节　苗族概况 ……………………………………………………… 005
　第二节　苗医学思想简述 ……………………………………………… 012

第二章　苗医学思想简史 ……………………………………………… 027
　第一节　苗族原始神话传衍远古苗医学思想 ………………………… 029
　第二节　古代苗医学思想的形成 ……………………………………… 040
　第三节　近代苗医学思想的发展 ……………………………………… 051
　第四节　现代苗医学思想的创新 ……………………………………… 063

第三章　苗医学思想指导下的苗医学体系构建 ……………………… 081
　第一节　认识人体 ……………………………………………………… 083
　第二节　生命物质 ……………………………………………………… 085
　第三节　致病因素 ……………………………………………………… 086
　第四节　病机病理 ……………………………………………………… 087
　第五节　诊断方法 ……………………………………………………… 088
　第六节　疾病命名 ……………………………………………………… 091

第七节	疾病分类	093
第八节	治病原则	096
第九节	整病方法	097
第十节	奇功异术	102

第四章 苗医学思想特点 … 111

第一节	苗药思想	113
第二节	苗医学基本思想	115
第三节	中国苗医学域间思想特点比较	117
第四节	苗医学思想对人类医学的贡献	125

第五章 苗医学文化特点 … 127

第一节	苗族文化与多元文化	129
第二节	巫楚文化对苗医学思想的影响	130
第三节	辰州符文化对苗医学思想的影响	132
第四节	五溪文化对苗族文化的影响	138
第五节	苗瑶语民族医学思想及医药文化探源	144
第六节	基于巴代文化视域中的隐性思想实质	152
第七节	在苗医学思想精髓引领下构建苗医学理论体系	159

下篇　苗医学文化研究

从苗族原始神话探寻远古苗族医药文化 … 171

中国苗医学的基本特征及学术特点 … 180

关于苗医学理论体系构建的再思考 … 185

略论中国苗族三大医药文化圈的形成与特色 … 187

略论中国苗医学特征及其对人类医学的贡献 …………………… 196
盘瓠文化发祥地
　——盘瓠石室考 …………………… 202
三苗活动地域考辨 …………………… 207
让苗家药方走进千家万户
　——《苗家实用药方》序 …………………… 212
走向21世纪的苗族医药文化研究
　——写在《苗家养生秘录》付梓之际 …………………… 214
草根文化演奏的苗族原生态医药交响曲
　——《苗家整病技法》序 …………………… 217
苗族药文化的凝练与回归
　——《苗家采药习俗与方法》序 …………………… 219
唤起久违的文化乡愁
　——《苗医小儿推拿学》序 …………………… 221
苗族医药的盛世华章
　——《中华本草·苗药卷》评介 …………………… 224
苗族医药文化与艺术的完美结合
　——读《至尚情怀》感言 …………………… 227

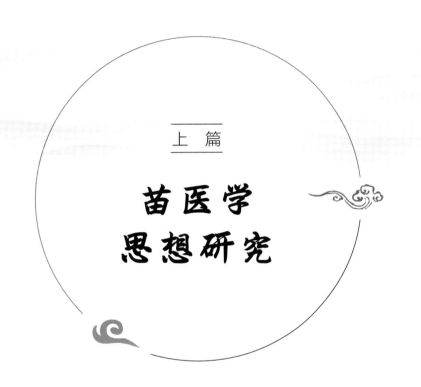

上篇

苗医学思想研究

通过介绍苗医学思想简史、医学体系构建、医药特点,探寻苗医学深广而厚重的文化积淀。

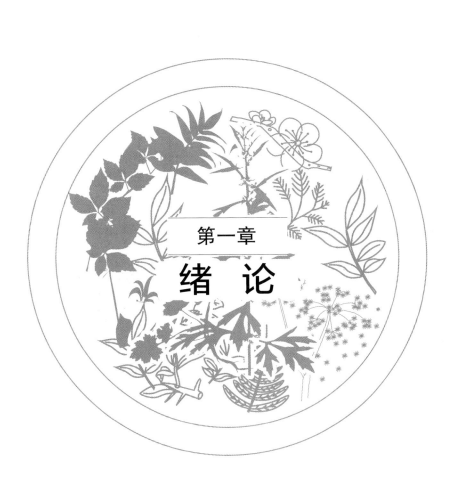

第一章

绪 论

苗族是历史上创造过文字或民族文字而又失传了的民族，是我国历史悠久、为中华文明做出贡献的少数民族之一，也是勤劳、富有牺牲精神的民族，同时也是灾难深重的民族。苗族先民在长期生活生产实践中，在与大自然做斗争中，充分发挥了民族的智慧和才能，为壮大和发展中华民族、丰富和成就中华文明史做出了重要贡献。

第一节 苗族概况

苗族历史悠久，大约在五六千年前的炎黄时代，苗族先民就以"饮马黄河"登上中华文明的历史舞台，成为中华文明的重要创造者。苗族的人文始祖蚩尤，与炎帝、黄帝被后世尊为中华民族的三大人文始祖。

一、历史上的三个时期

（一）蚩尤与九黎时期

九黎是我国远古时代生活在中原大地上一支较早的部落联盟，九黎的部落首领叫蚩尤，当时蚩尤统领的氏族百姓就是苗民。有关九黎与蚩尤的记载如《越绝书》："蚩尤，少昊之末，九黎之君。"《史记·五帝本纪》记载："《龙鱼河图》曰：'黄帝摄政，有蚩尤兄弟八十一人，并兽身人语，铜头铁额，食沙，造五兵，使刀戟大弩，威震天下。'""九黎君号蚩尤。"《国语·楚语》注释："九黎，黎氏九人，蚩尤之徒。"《战国策·秦策一》注释："蚩尤，九黎民之君子也。"《风俗通义》记载："颛顼有子曰黎，为苗民。"这些记载说明在黄帝摄政时期存在以蚩尤为部落联盟首领的九黎部落集团，表明九黎、蚩尤与远古时代的苗民有着至深的渊源关系。史书记载的蚩尤版本较多，如《山海经》《书经》《逸周书》《大戴礼记》《吕氏春秋》《庄子》《韩非子》《管子》《列子》《尚书》《国语》《归藏》《尸子》《战国策》《史记》《汉书》《论衡》《盐铁论》《越绝书》《水经注》《十三州志》《皇览》《世林》《路史》《太平御览》《焦氏易林》《述异志》《竹书纪年》《五经异义》《春秋纬元命苞》《通典》《太平寰宇记》等。

在苗族民间还有许多关于蚩尤的传说，如蚩尤传神药、蚩尤神话、蚩尤智斗饿虎、蚩尤成家的故事等。苗族民间还流传着祭祀与蚩尤的故事,如东部方言的"吃牛"、中部方言的"鼓藏"、西部方言的"跳场"。这些充分说明历代苗民对蚩尤的敬仰和崇拜,同时也印证了蚩尤是苗族祖先这一史实。

苗族历史悠久,可追溯到六七千年前。那时,我国黄河、长江流域生活着三个最强大的氏族部落联盟——炎帝、黄帝和蚩尤。《尚书·吕刑》记载:"若古有训,蚩尤惟始作乱,延及于平民,罔不寇贼,鸱义奸宄,夺攘矫虔。苗民弗用灵,制以刑,惟作五虐之刑曰法……民兴胥渐,泯泯棼棼,罔中于信,以覆诅盟。虐威庶戮,方告无辜于上。"传说蚩尤是一位英雄,与黄帝、炎帝生活在同一时代,蚩尤氏族部落集中分布的地域范围在黄帝、炎帝两个族群的南方。

历史上的蚩尤,一直以造反者的形象流传。《史记·五帝本纪》记载:"蚩尤作乱,不同爷命。于是黄帝乃征师诸侯,与蚩尤战于涿鹿之野,遂禽杀蚩尤。"相传黄帝与蚩尤大战七十一回合,难分伯仲。黄帝把蚩尤围在涿鹿山上,三年久攻不下。黄帝征讨蚩尤最后一战,采用多变的战术取得胜利,并斩杀了蚩尤。黄帝命人将蚩尤的身体和头颅分埋两地,以防他死后作乱。

蚩尤是古代苗族先民中积大德之人,几千年来受到苗族人民的爱戴。蚩尤战死后,《史记》记载"蚩尤冢在东平郡寿张县阚乡城中,高七丈,民常十月祀之。有赤气出,如匹绛帛,民名为蚩尤旗",蚩尤时代的许多遗址成为中华文明的遗产。蚩尤为中华民族的历史文明做出了重要贡献,也确立了蚩尤在中华文明史上的杰出地位。他的贡献在于继承和完善了伏羲氏上元《太初历》,发明了古金(金属)武器,制定了刑法;利用草药治疗多种疾病,创立远古时期的苗医药,这也是中国最古老的苗医药思想。

(二)三苗时期

蚩尤在逐鹿中原时被黄帝所杀,其部落成员一部分留在黄河流域,与华夏族融合。另一部分向南迁徙,渡河南下,退居"左洞庭,右彭蠡"的江淮流域,经过多年繁衍生息,又形成了一个强大的部落联盟,称为三苗或三苗国。也就是说，三苗是继九黎部落联盟之后，由苗民建立的强大部落联盟（或称部落政权），后来加入尧舜部落联盟，即九黎的后裔又形成了新的部落联盟，史称三苗，或称有苗、苗民等。

有关三苗的历史，在史料上有记载。《尚书·吕刑》记载："苗民，九黎之后，颛顼诛九黎，至其子称为三苗。"《国语·楚语》记载："三苗，九黎之后，颛顼代少昊，诛九黎，分流其子孙，居于西裔者为三苗。"从以上史料不难看出三苗与九黎的关系。历史上对三苗的看法有这样几种：一是认为三苗是国名，《战国策》注释："驩兜，三苗皆国名。"《山海经》记载："三苗在赤水东。"二是认为三苗为氏族名，《汉书·地理志》记载："三苗本有苗氏之族。"《通志·氏族》记载："古人名……三苗氏。"《竹书纪年》记载："有苗氏员固不服。"

在尧、舜、禹时代，三苗同样受到压迫和不断征讨。战败后，三苗集团一分为三，向西和西南迁徙，一部分进入荆州的崇山峻岭并居住下来。

夏、商、周时期，南方出现了一个庞大的部落集团，史称荆蛮或蛮荆，因主要居住地在长江中游一带，又称南蛮。有学者认为荆蛮是三苗或有苗的后裔之一，三苗不是荆蛮的全部，还应包括生活在荆楚之地的其他民族集团或部落。蛮与苗读音相近，二者可以音转。有的史书记载南蛮与有苗可以相互替代，如《吕氏春秋》记载"尧战于丹水之浦以服南蛮"。这个史实在《汉学堂丛书》中记为"尧与有苗战于丹水之浦"，说明南蛮与有苗的相互替代关系。关于荆蛮，《毛诗正义》记载为"蛮荆，荆州之蛮也"。关于古代荆州，《尚书正义》记载为"北据荆山，南及衡山之阳"，大约包括今天的湖北荆州到湖南的衡山等地。三苗经过数百年的艰难生活，又发展强大起来，被称为荆蛮或荆楚，历史上的荆蛮就是三苗的后裔。一部分南蛮由于发展较快，形成了新的氏族群体，历史上称为楚族，建立了楚国。一部分因发展缓慢，没有强大的实力，在长期的战乱下又向西迁徙，进入今湖南、贵州、四川、湖北、广西等省的边远山区，在那里繁衍生息。还有一部分称为窜三苗，到过名为三危的地方，又经过无数次辗转后，也进入西南地区的滇、黔边境，融入南蛮集团。三危为山名，今甘肃省敦煌市东南有三危山。窜于三危的三苗，是被禹战败后，其中一部被逐到西北之地的古代苗族先民，如《尚书》记载"分北三苗""窜三苗于三危"。

（三）秦汉时期

到秦汉时期，他们向西南方向的大山迁徙，先后移居到五溪、武陵山区，称为武陵蛮、五溪蛮，从而取代了荆蛮。荆蛮后裔进入武陵山区后，由于自然条件恶劣，生活艰苦，居住分散，没有形成九黎、三苗、荆蛮那样强大的集团，没有与中原集团抗衡的实力。这个时期，因楚荆的荆蛮所处地区属于南方的武陵郡，楚荆、荆蛮这一称谓逐渐变为武陵蛮。在武陵郡内的武陵山脉有五条河流（大河）。《水经注》记载，武陵有五溪，辰溪是其中之一。溪水两岸，全是蛮族所居，所以这一带的蛮人被称为五溪蛮，这一时期所称武陵蛮或五溪蛮，是对生活居住在这一地区的区域性少数民族的统称。武陵蛮不能完全等同于当今的苗族，还应包括世代生活在这一地区的其他少数民族，如土家族、侗族、瑶族等。

二、中国苗族五次大迁徙

苗族在历史上被称为在迁徙中谋求生存的民族。关于苗族的迁徙，据有关专家考证，认为至少进行了五次大迁徙。

从九黎集团蚩尤逐鹿中原战败被杀，被迫离开黄河下游和长江下游的东部平原，向西南的长江中游地带迁徙，形成三苗集团或三苗国。这是苗族历史上的第一次大迁徙。

由于不断受到尧、舜、禹集团的征讨，三苗集团瓦解，迁徙进入江西、湖南的山区居住，被称为荆或荆蛮。这是苗族历史上的第二次大迁徙。

公元前223年秦国灭掉楚国后，苗族大量向西南迁徙，进入五溪及武陵山区（湘、黔、渝、鄂毗连的武陵山脉），被称为武陵蛮、五溪蛮。这是苗族历史上的第三次大迁徙。

秦汉至唐宋时期，封建王朝又对武陵蛮、五溪蛮不断采取军事征战，迫使他们再度向西迁徙，进入贵州、云南、四川的大山居住。这是苗族历史上的第四次大迁徙。

元明以来，由于战乱，苗族陆续从武陵山区、五溪一带迁入贵州、广西、四川（含重庆市）、云南，又由云南、广西迁入东南亚的越南、老挝、泰国等地。这是苗族历史上的第五次大迁徙。这一时期，苗族迁徙总体上呈现出由东向西的势态，西至滇黔，东至湘桂。苗族历史上经过五次大迁徙，成为国际性的民族。

三、三苗与南方蛮族

秦汉以来的历代史学家认为，三苗多指国名。《尚书》记载："三苗，国名。"历史上的三苗，同时还是君名和族名的代称。三苗之先为缙云氏，又为九黎之后，或说蚩尤即九黎之君，蚩尤被杀，后人称其为三苗之先君。三苗之族从三苗世系、民族属性诸多方面探讨，有学者认为是一个独具自己世系和民族特点的非华夏系统的民族，而其地域在中国南部，即属于南方蛮族。在南方蛮族中，（魏晋时期）苗蛮系民族主要分布在荆州、雍州、郢州、司州境内，主要苗蛮系民族有荆州、雍州诸蛮，《南史》记载："荆、雍州蛮，盘瓠之种落布在诸郡县。宋时因晋于荆州置南蛮、雍州置宁蛮校尉以领之。晋武初，罢南蛮并府，而宁蛮如故。蛮之顺附者，一户输谷数斛，其余无杂调。而宋人赋役严苦，贫者不复堪命，多逃亡入蛮。蛮无徭役，强者又不供官税。结党连郡，动有数百千人，州郡力弱，则起为盗贼，种类稍多，户口不可知也，所在多深险。居武陵者有雄溪、满溪、辰溪、酉溪、沅溪，谓之五溪蛮。"武溪蛮一部分融入汉族，而大部分与当今的土家族、苗族、瑶族有关系。

《梁书》记载："州界零陵、衡阳等郡，有莫徭蛮者，依山险为居，历政不宾服。"莫徭蛮是在同一时期的武陵、长沙蛮、零陵蛮诸蛮的基础上出现的。据历史考证，"莫徭实际上是盘瓠之后的一部分，已开始分化而独立成为一个氏族群体"，其分布区在湘西南与广西接壤之地。

《南史》记载:"豫州蛮,禀君后也……西阳有巴水、蕲水、希水、赤亭水、西归水,谓之五水蛮。所在并深阻,种落炽盛,历世为盗贼。北接淮、汝,南极江、汉,地方数千里。"历史上的豫州蛮,是禀君的后裔,从湖北江陵迁向汉水下游,至庐江即豫州,生活在此地的苗蛮被称为豫州蛮。

四、各地苗族的称谓

苗族经过多次大迁徙和分散居住,形成了许多支系,长期生活在各支系的小群体之中。维系苗族的纽带是血缘关系和地域关系,各支系又具有民族认同感,认为苗族共同的祖先是蚩尤。对蚩尤的称呼,黔东南苗族尊称为榜蚩尤,湘西苗族尊称为剖尤,川、黔、滇苗族直接称为蚩尤。蚩尤是苗族文化认同和精神的象征。

从三苗开始到荆蛮时期,是苗族迁徙散居时期,也是苗族多支系形成的时期。对苗族的称谓,根据历史上迁徙所居地区而形成的支系不同,就有了不同的称谓。乾隆年间《贵州通志》记载:"在贵阳、大定、遵义有花苗,在贵定、龙里、黔西有白苗,在修文、镇宁、黔西有青苗,在铜仁有红苗,在都匀、黎平、镇远有黑苗。"各地苗族之间的差异,是受各地方言和生活习俗等诸多因素的影响而形成的。

五、苗族的族属渊源

苗族族源大致是顺着这么一条脉络发展起来的:九黎(蚩尤)→三苗→荆蛮→楚人→武陵蛮(五溪蛮)→某某苗→苗族,或简单地概括为:九黎→三苗→蛮人→苗族。历史上苗族分布较广,《隋书·地理志》记载:"其人率多劲悍决烈,盖亦天性然也。南郡、夷陵、竟陵、沔阳、沅陵、清江、襄阳、春陵、汉东、安陆、永安、义阳、九江、江夏诸郡,多杂蛮左,其与夏人杂居者,则与诸华不别。其僻处山谷者,则语言不通,嗜好居处全异,颇与巴、渝同俗。诸蛮本其所出,承盘瓠之后,故服章多以斑布为饰。"到隋代苗民多居今湖北,江西亦有分布。唐代以后,苗民逐渐向西南退缩,退至今湘、黔、渝、鄂接壤之地。

也有学者认为蚩尤部落的发展脉络为：九黎蚩尤→三苗驩兜→先楚芈氏、熊氏、苏氏→长沙蛮→武陵蛮→梅山蛮→梅山苏氏、峒主苏甘。经多年研究考证，专家认为苏甘故里在湖南省冷水江市西部枫神山。历史上的蚩尤部落是一个以冶炼和战斗见长的部落，蚩尤是中华民族的始祖之一[①]，梅山蛮及梅山苏氏是武陵蛮的一个分支。梅山苏氏的枫神山在今湖南省冷水江西部，北靠雪峰山麓，与五溪地区毗邻，历史上是武陵蛮的活动地区。

苗族生活在各自的地域中，为共同的命运而斗争，在生活、生产和斗争中形成了共同的文化。苗族共同文化体现在语言、文学艺术、节日庆典、风情习俗、民间工艺、宗教信仰、远古神话等非物质文化之中。苗族文化精神之源是蚩尤，也称蚩尤精神。战争迫使苗族在无数次大小迁徙中形成许多支系，由于各支系长期的地域分隔，形成了各支系间的文化差异。现今的苗族按地域和语言大体分成三大居住区，也即三大文化圈：以湘西为中心的东部文化圈，以黔东南为中心的南部文化圈，以黔、滇、川边区的西部文化圈。苗族文化在经历了四五千年的流离迁徙才逐步形成，世代传承下来。综上所述，苗族形成于九黎时期，相当于历史上的炎黄传说时期。

由于长期智慧的创造和历史的积淀，世界性苗族文化呈现出今天所看到的多姿多彩、目不暇接的景象。

苗族与苗族文化的独特发展历程，说明了这样一个事实，那就是中华文明多元一体，中华民族具有多元文化汇流的历史。

六、苗族语言

目前，国内学者认为苗语属汉藏语系苗瑶语族苗语支，根据语音、词汇差别可分为三个方言、七个次方言、二十三个土语，其中三个方言分别为湘西方言（东部方言）、黔东方言（中部方言）和川黔滇方言（西部方言）。

---

① 蚩尤故里在湘中 [N]. 湖南日报，2006 – 10 – 16（B1）.

湘西方言（东部方言）分为东部土语和西部土语。使用东部土语的有湘西泸溪、古丈、龙山等部分地区的苗族。使用西部土语的在湖南省的湘西自治州以及怀化市麻阳、新晃县，贵州省的松桃、榕江、紫云、望漠等县市，渝东的秀山、酉阳、黔江、彭水等县，广西壮族自治区河池的南丹、都安等县，还有湖北省的宣恩、来凤、咸丰等县。

黔东方言（中部方言）分为北部土语、南部土语、东部土语。使用北部土语的苗族分布在贵州省黔东南自治州的凯里、麻江、丹寨、雷山、台江、黄平、剑河、镇远、三穗，以及福泉、镇宁、兴仁、贞丰、安龙等县（市），使用南部土语的苗族分布于贵州省的榕江、从江、丹寨、三都等县，广西壮族自治区的融水、三江县。使用东部土语的苗族分布在贵州省的锦屏、黎平、剑河县，湖南省的会同、靖州、通道等县。

川黔滇方言（西部方言）是苗族使用最多的方言，分为七个次方言、十八个土语，分别是川黔滇次方言（又分为三个土语），滇东北次方言，贵阳次方言（又分为北部土语、西北土语、西南土语、南部土语、中南土语），惠水次方言（又分为北部土语、西南土语、中部土语、东部土语），麻山次方言（又分为中部土语、北部土语、西部土语、南部土语），罗泊河次方言（又分为第一土语、第二土语）和重安江次方言。

介绍苗族语言，了解苗族语言，是为了更好地研究苗族文化与医药思想。语言是一个民族的心灵窗口，只有透过窗口才能看到心灵的波动、心潮的起伏、心理的变化、思想的发展。通过民族语言这个平台、这条路径，直达思想之门，探讨中国苗医药思想发展之路。

第二节　苗医学思想简述

苗族是中国也是世界上苦难深重的民族，几千年的战争洗礼，几千年的跋涉风尘，他们在数千年的战事与迁徙中锤炼出坚忍的意志、顽强的品质、彪悍的气魄、尚武的精神、哲理的思维，创造了属于苗族同胞自己的，同样也是属于世界的苗族文化。苗医学文化是苗族文化中灿烂的部分。苗医学文化有渊远的思想沉淀、深邃的哲学理念，有医、病、药的博大知识内涵，苗医学思想及其医学文化是中国传统医学不可分割的医学思想与医学文化。

苗医学思想是苗族同胞在与大自然和疾病抗争中积累的，客观存在并反映在人的意识中的医学知识，并对其在表象、概念的基础上进行分析、综合、判断、推理等认识活动过程而产生的结果。

一、苗医学思想历史悠久

苗族医学历史悠久，西汉刘向在《说苑·辨物》中有精辟的论述："吾闻上古之为医者曰苗父。苗父之为医也，以营为席，以刍为狗，北面而祝，发十言耳。诸扶之而来者，举而来者，皆平复如故。"刘向笔下的苗父，何许人也？刘镜如在《中医史话》中指出："苗父是远古时代的居民，苗黎族的巫师。"苗父医术高，经过其治疗后的患者平复如故。通过这个典故，可以看出苗族医学是由苗族先民创造的。苗族医学文化之源，是在苗族的医学始祖神农、蚩尤传神药医治百病等远古时代的神话传说或传记中传承下来的。传说中的苗族的人文始祖蚩尤，其活动的年代距今五六千年，大致与传说中的华夏族首领炎帝、黄帝为同一时代。

苗医学在传说时期的原始实践中就有了医学知识的积累，就萌芽了医学思想、医学知识、医技医术等最基本的苗医学理论。再经过巫与医的结合、神与药的相互联姻，苗医学形成了以巫医一家和神药两解为主的苗医学思想及文化形态，而巫起到了孕育、传衍和发展苗医学思想与技术的作用，是巫这座桥梁，将苗医学思想和文化传承到秦汉以来有文字记载的时代。

（一）有关蚩尤的记载及首创医学的传说

《史记·五帝本纪》记载："蚩尤，古天子。""《龙鱼河图》曰：'黄帝摄政，有蚩尤兄弟八十一人，并兽身人语，铜头铁额，食沙，造五兵，使刀戟大弩，威震天下。'"这里所说的"兄弟八十一人"①，就是历史上通常所说的八十一个氏族或部落，即以蚩尤为首领的九黎部落联盟。苗族民间有关蚩尤的传说很多，不管是湘西或黔东北、黔东南、滇东北及黔西北，都流传着有关蚩尤的神话传说和历史故事。苗学专家伍新福指出，传说时代的蚩尤九黎部落集团，就是后来苗族的最初先民，或至少包括了苗族的先民，看来，把苗族的族源追溯到蚩尤为首的九黎集团是有根据的②。蚩尤将分散的九黎氏族部落进行联盟，使九黎部落成为当时最强盛的部落联盟之一。

传说蚩尤还是一位大苗医，对苗族先民最初的疾病防治以及医药知识与医疗经验的积累做出了不可磨灭的贡献。相传蚩尤在青年时代向生翁爷爷拜师学艺，掌握了一百二十种药，成了能治百病、起死回生、返老还童的神医，蚩尤还是那个时代明阴晓阳的大神、人神合一的代表。对苗医学的历史，特别是传说时代的苗医历史，蚩尤是功盖于世的。因此，苗医学历史可追溯至远古的蚩尤时代。

（二）伏羲时代医学

《帝王世纪》伏羲氏篇中有认识人体的论述："所以六气、六脉、五行、阴阳、四时，水火升降，得以有象，百病之理，得以有类。"在那个年代，对人体与疾病、五行、阴阳，人体与自然的关系认识，是我国早期的医学思想与自然哲理。苗族远古医学思想与自然哲理，比《黄帝内经》早两三千年，伏羲认识疾病、认识自然，是我国关于医学知识与哲理思想的最早记载。伏羲氏与苗医学思想和医药文化有什么渊源关系呢？《春秋运斗枢》记载："伏羲、女娲、神农，三皇也。"在远古的神话传说中，伏羲没后有女娲，女娲没后有神农，神农没后有燧人，燧人没后有祝融，次有高原、高阳、高辛三世，三皇之后而有轩辕黄帝。按此历史脉络，伏羲氏之后有神农、祝融等苗族先

---

① 另有传说蚩尤生了九个儿子，每个儿子管九个寨，九个儿子共管八十一个寨，蚩尤就成了八十一个寨的大首领。

② 伍新福. 中国苗族通史 [M]. 贵阳：贵州民族出版社，1999：25 - 27.

祖，伏羲氏创造的医学知识自然传给了后人。

（三）神农与医学

炎帝神农氏与苗族最早先民有着割舍不断的密切关系，近代学者研究考证认为苗族的医学始祖是神农。苗族的农艺、巫医源于神农，神农与苗族先民有水乳交融的关系。神农氏遍尝百草，历经艰辛，中毒无数次，而又幸运地找到了解毒的办法，终于筛选出可供人类治病的药物——医学随之产生了。至此，以神农氏为代表的华夏医学，其发生与形成的时代到来。一些史书记载了有关神农创医学之事，如《神农本草经》所说"神农尝百草，日遇七十毒，得荼而解之"，如《帝王世纪》所说"始尝百草，始有医药"。正如《医学渊源论》所说："医书之最古者《内经》，则医之祖乃岐黄也。然《本草》起于神农，则又在黄帝之前矣。可知医之起，起于药也。"探知了神农氏与苗族先民的密切关系，以及神农氏与祖国传统医学的渊源关系后，有理由指出，神农是中华医学的始祖，也是苗医学的始祖，或者说苗医始于神农是有其道理的。

（四）其他神话传说人物

在传说时代，苗医学思想与苗医的医药技术，除了由神农、蚩尤开创和传授外，还有苗族先民中的大神，即被称为火神的火正官祝融。祝融将火用于生产生活中，用火将食物煮熟，改变了食生食的习俗，起到了预防疾病的作用。传说祝融在广寿子的教授下"修三纲，人皆不病"，广寿子还传授给祝融《按摩通精经》九十卷。祝融又将按摩治疗术传授给苗族先民，为民治病，能起到强体养生、祛病延年、健康长寿的作用，可谓苗医学早期养生思想的基石。在苗族上古时代，还有一位医术高超、药到病除、神传疾解的神医，即被称为苗药祖师的苗父。这位神医是集药物、方术治病的高人，被后世称为苗医历史上神药两解的第一人。

在苗族民间，最具有医药神话意义的要数药王，"一个药王，身在四方，行走如常，风餐露宿，寻找药方"的歌谣，在我国苗族民间广为流传，认为药王是苗族历史上的医药始祖。结合文史及民间传说，神农氏与药王爷爷可能是上古时期苗族先民中的两个神话人物。现代《辞海》关于药王与神农是这样解释的："首创医药，世称药王，后遂以药王为颂神农之称。"苗族民间传说中的药王爷爷，被描绘为周身透明和有翅能飞的神人，神农在苗族人民心目中是医药始祖，将其称为药王爷爷也是常理之中的事。苗族药王爷爷是否就是神农氏，或者将神农氏作为药王爷爷的原型，这些都是千古流传下来的神话故事。神话与传说也是口碑文化，在没有文字的民族历史中，口碑文献也是历史佐证。无论是神农、蚩尤，还是药王，都是神化的人物形象，是后人们把许多苗族先人对医学思想、医学知识的最初探索，汇集在某一人身上，此人就成为苗医学思想史、苗医学文化史上的具有象征性的代表人物。他们所代表的是一个历史时期，是一个探索苗医学哲理思想、践行医学文化的历程，更是后人对先人的敬仰和崇拜。

（五）史料中记载的医学知识

有关苗族药物、疗法、临床等资料可见于史料中，如屈原的《楚辞》记载了沅湘间楚地药物、药浴疗法，《山海经》记载的药物、疾病名称与苗族医药有许多近似的内容，《神农本草经》收载了楚地出产的楚人所用药物等。

唐宋以来的许多医药本草著作，也记载了古时苗人地域、苗人用药及药方等。这些史料的出现对没有文字的苗族来说，再现了苗医学思想、苗医学文化的历史。明清以来的本草专著中，记述苗族药物最多的首推李时珍编著的《本草纲目》。据欧志安考证，《本草纲目》记载同音同义的苗药名近40种。欧志安还认为，与苗族药物二者同音同义的医学著作还有《饮膳正要》《尔雅》等古籍文献。

清朝中期以来，苗疆各地修史修志，地方志收载了较多苗族药物、传统疗法、预防保健、临床方药等医药史料。一些与苗族有关的田野调查报告中也有专述，如20世纪三四十年代凌纯声、芮逸夫的《湘西苗族调查报告》，吴泽霖、陈国均的《贵州苗夷社会概况》，吴泽霖的《贵州短裙黑苗的概况》，石启贵的《湘西苗族实地调查报告》，对苗族医学进行了专章或专段论述。这些近现代有关苗医学的田野调查资料，以及地方志收载的有关苗医学文献，是对中国苗医学思想史及苗医学文化史的丰富和完善。

二、苗医学思想快速发展

苗医学思想史及苗医学文化史大体经历了三个不同的发展时期，形成了三种形态不一的苗医学思想意识与医学文化现象①。一是以神为象征的苗原始医学思想与苗医学文化形态，即氏族部落医学思想与医学文化。如神话传说中的神农尝百草，蚩尤传神药，祝融授按摩术，苗父药到病除、神传疾解，药王传医方，形成了以神为主、神药两解的原始医学思想与医学文化形态。二是以沟通鬼神的巫教为象征的巫医结合的巫医思想与医学文化形态。如苗巫医的过阴、望鬼术、驱鬼术、占卜术、神明术、放蛊术等，是巫术与医药相结合，祈求病愈的巫医思想与医学文化形态。三是以医药治病为象征，构建的以苗医学思想与医疗技术为一体的医学文化形态现象②。

自秦汉以来，苗族医药从巫医传衍，到有苗族医药文字见于史料，是苗医学思想萌芽、形成和发展的时期。从原始神话传说时代的神农尝百草、蚩尤传神药、祝融传按摩强身术的辉煌时代，到春秋战国时代的巫医传衍，以及在相当长的时间里，苗医学思想及苗医学文化的发展处于衰落低潮时期，又经过漫长的医学实践，直到明清时期又得以发展。

中华人民共和国成立后，党和政府高度重视民族传统医学的继承与发展，苗医学进入快速发展时期。特别是改革开放以来，苗医学思想与苗医药的抢救性发掘，文献的收集、整理、继承、创新与提高等一系列的发展措施，使

---

① 田华咏. 从苗族原始神话探寻远古苗族医药文化 [J]. 中国民族民间医药杂志，2006（3）：127-130.
② 田华咏，田莳. 苗瑶语民族医药文化探源 [J]. 中国民族医药杂志，2006，12（5）：1-3.

中国苗医学思想、医药文化、医理医技,从千百年的口传医学体系,完成了历史性的大跨越,成为文字传承的医学思想及医学理论体系,成为祖国传统医学的重要组成部分,其发展大约经历了以下三个阶段:

第一阶段:苗医学思想及苗医学文化、医理、医技、医术研究及标志性成果。从20世纪70年代末到90年代初,湖南省湘西土家族苗族自治州(以下简称湘西自治州)和贵州省的苗族医药研究在国内率先兴起。两地分别组建调研队伍,开展对苗族医药的摸底调查,进行民族药物普查,基本摸清了我国两大苗族居住地的苗族医药基本情况。这一阶段研究的标志性成果有:一是湘西自治州凤凰县欧志安等人研究完成的苗医药成果,即《湘西苗药汇编》《湘西苗医初考》,分别获得1982年、1984年湘西自治州科技成果奖,开创了我国现代苗医药研究的先河。二是贵州省中医研究所陈德媛等人出版的《苗族医药学》,以及贵州省黔东南苗族侗族自治州民族医药研究所陆科闵出版的《苗族药物集》。这一阶段的研究成果,展示了我国苗医药悠久的历史、丰富的资源、独特的医技医术和较为成熟的苗医学思想、苗医学基本理论。

第二阶段:苗医药研究及标志性成果。这一阶段从20世纪90年代中期至2002年,在不到10年的时间里,以贵州省为中心的苗药研发取得显著成效。其标志性研究成果有:1999年,包骏、冉懋雄出版的《贵州苗族医药研究与开发》,收载贵州地方标准苗族药材165种。2001年,汪毅出版的《中国苗药彩色图谱》,收载苗药360种。2003年,贵州省食品药品监督管理局制定了《贵州省中药材、民族药材质量标准》,收载药材420种;同年,贵州省将154个地方苗药药材标准升为国家药材标准。贵州有苗药制药企业70多家,其中60多家通过国家GMP认证,生产苗药产品154种。2015年,贵州省苗药的年产值超过100亿元,约占贵州省医药工业总产值的40%。贵州省生产的苗族药物成方制剂有片剂、胶囊剂、颗粒剂、喷雾剂、滴剂、酊剂、糖浆剂等20多个剂型。以贵州省为代表的我国苗药产业化开发,成为我国两大民族医药产业化之一,即以青海、西藏为龙头的藏药产业开发和以贵州为代表的苗药开发,代表了我国民族医药产业化的格局。

第三阶段:苗医药研究及标志性成果。这一阶段从 2003 年至今,是我国苗医药全面系统的研究阶段,也是我国苗医药发展的最好时期。2003 年,在贵州省龙里县召开的全国首届苗族医药学术研讨会,标志着我国苗医药研究进入了新的发展阶段。这一阶段的主要标志性研究成果体现在以下几个方面:

一是对苗医学思想、苗医学理论的深入再研究。研究项目"中国苗医药"启动,由贵阳中医学院杜江教授牵头,联合国内苗医学专家学者共同开展研究,协作地区有湖南省湘西土家族苗族自治州、湖北省恩施土家族苗族自治州、云南省文山苗族壮族自治州等。这一阶段的标志性成果有:《中国苗医学》出版,该书全面构建了中国苗医药基础理论、药物资源、独特疗法、诊疗特色、药物方剂等苗医药学术思想、医药文化特色、苗医药发展历史;杜江教授等人编著的《中国苗医药》出版;邱德文、杜江教授主编的《中华本草·苗药卷》出版;2006 年,贵州省松桃苗族自治县(简称松桃县)唐海华出版了《苗族药物学》等专著;2007 年,杜江、田华咏、张景梅等人编写的《苗族医药发展史》出版。

二是湖南湘西苗医药研究从原来的一般调研,进入专题研究。其标志性成果有:2005 年,滕建甲等人出版了《苗家养生秘录》;2007 年以来,滕建甲、黄爱群相继出版了《苗家实用药方》《苗家整病技法》《苗乡采药习俗与方法》;2007 年,张东海、田华咏等人出版了《苗医正骨》;2008 年,田华咏、杜江出版了《中国苗医史》,石通文、欧俞谷、吴仕明主编了《苗医探秘》。

三是湖北省恩施土家族苗族自治州对当地苗医药也开展调研,其成果有:2005 年,咸丰县祝均辉出版了《风湿病苗药本草荟萃》;2006 年,咸丰县彭再生、祝均辉主编了《湖北苗药》。

四是加强了苗医专科专病的建设,提高了苗医临床活力。2003 年以来,贵州、湖南、湖北三省苗医专科建设进入国家中医药管理局全国民族医药专科专病建设项目。首批项目 14 个,其中苗医专科专病 3 个,说明了苗医的专科专病优势。贵州省黔南布依族苗族自治州（简称黔南自治州）中医院的文明昌承担了苗医皮肤病专科，湖南省湘西自治州民族中医院和自治州民族医药研究所彭芳胜承担了苗医、土家医结肠炎专科，湖北省恩施自治州咸丰县中医院祝均辉承担了苗医土家医风湿病专科。这三个苗医专科专病经过近四年的建设，在2006年通过国家中医药管理局的验收，成为我国首批民族医药的重点专科专病项目。国家中医药管理局"十一五"期间，全国民族医药重点专科专病建设项目中也有苗医专科项目，如湖北省来凤县民族医院的苗医肛肠病专科、贵州省黔南自治州中医院的苗医呼吸内科。

五是苗医药关键技术项目作为国家支撑项目，入围科技部批准的"十一五"期间民族医药发展关键技术研究。如苗药半截烂作为有毒苗药被开展立项研究，将对今后我国苗药炮制研究起到引领作用。在《名老民族医药人员医术医技抢救性发掘整理》项目中，贵州省有一位名老苗医参与。

六是国内苗族所在地区的州（市）科技或中医药主管部门立项资助当地苗医药的基础及临床研究，使我国苗医药得以全面继承与发展。如湘西自治州2007年批准立项的《苗医正骨整理及临床应用研究》，2005年贵州省卫生厅批准立项的《黔东苗医药基础理论研究》[①]，等等。

苗医药经过40多年的调研，从一方一药、一技一法到系统的收集整理，将流散民间千百年来口耳相传的文献、医药抄本，以及相关医药文献，整理成为具有思想性、科学性、理论性的中国苗医学。

苗医学思想、医学文化、医学理论、医疗实践，从兴旺到衰败，再从衰败中振兴与发展。这个时期虽然漫长，但苗医学的"医之魂，药之灵"保留了下来，并有了今天的苗医学盛世，成为我国民族医学历史悠久、资源丰富、临床活力强、医药研究成果颇多、研究开发品种多的民族医学之一[②]。

---

① 田华咏. 关于支撑苗医药可持续发展几个问题的探讨 [J]. 中国民族医药杂志，2008，14 (6)：71 - 73.

② 田华咏，杜江. 中国苗医史 [M]. 北京：中医古籍出版社，2008：320 - 322.

三、中国苗医学理论体系

中国苗医学理论体系大致包括以下几方面内容，而最初的苗医学思想萌芽主要体现在原始史诗、神话传说和原始宗教崇拜之中。

（一）原始史诗诠释苗医学思想信息

苗族史诗在苗区称谓不一，在东部方言区称为古歌或古老话，在中部、西部方言区称为古歌或史诗。如苗族东部方言区流传千百年的苗族古歌、古老话，经当地苗族专家学者整理出版，再现了苗族初始哲学思想，如宇宙初始、生命起源、天地人关系、生命观等人与自然界的联系。由花垣县老巴代①龙玉六口传的苗族古老话翻译、整理成的苗族生存学说，蕴含了一种古老的哲学思想，认为一切事物均由搜媚若、各薄港搜、玛汝务翠②组成，三样缺一不得生，事物生存共源根，是一分为三的哲学思想。花垣县苗族学者将这种苗族生成学观点用于指导苗医学理论的阐述，是一种有益的尝试。

（二）神话传说中蕴藏的原始苗医学思想

远古时期的苗医学思想主要源于神话传说，其中具有代表性思想的神话传说有神农尝百草、识药效、除病痛的苗医学始创思想，蚩尤传神药、医治百病的苗医整病思想，祝融传熟食、传按摩强身术的苗医养生保健思想，神医苗父传神药两解思想，驩兜尚赤、消疫除病的预防医学思想，苗药王找药寻方、三千苗药传千古的苗医学思想史神话传说故事等。

（三）苗族原始宗教崇拜活动滋生的苗医学思想

苗族原始崇拜作为原始宗教意识的表现形式，其中孕育了医学思想的哲

---

① 巴代，苗语，通常指苗族民间的苗医师或诡异秘术的传承者。
② 搜媚若、各薄港搜、玛汝务翠，苗语，分别指物质、能量和条件。

学萌芽。在当今苗族社区特别是苗族母语区，存留的原始崇拜遗迹以及神药文化现象所反映的原始崇拜意识，是探寻千年中国苗医学思想的另一源头。现以苗家采药习俗为例，探讨苗族原始宗教崇拜在采药活动中鲜活的医药文化现象。药匠在出门前要敬神，如敬家仙、药王爷爷、土地神等，求诸仙保佑平安。其次，在采药时要敬神，如敬山神、土地神、树神、水井神、山洞神、岩神、河神。苗医认为万物皆有神灵，在采药过程中遇见什么神，就敬拜什么神，目的在于祈求各路神仙保佑在采药活动中平平安安，一帆风顺，采得好药。采药结束后，下山回家之前还要选一个地点敬香，拜谢诸路神仙的一路保佑，使自己平安而归。

（四）苗医基本思想

认识人体生命现象，了解人体生命物质（血、水、气）、致病因素、致病机理、病变原理、疾病诊断方法、疾病命名、病症分类、冷热两纲、整病技法等，是苗医对医理认识的基本思想。

（五）苗药基本思想

药物命名理念，如按形态、气味、功效、颜色、部位等命名。

苗药分类，如按药性（冷性、热性）、公母（热性为公苗药，冷性为母苗药）、功效、序数等分类。

组方思想，强调母药（主药）、子药（辅药或副药）组成的思想原则。苗医特别注重苗药的采集，有千百年来积累下来的采药经验，形成或约定了苗家采药的习俗。这些经验及习俗中蕴含着深厚的苗医药文化与苗医药传统思想，如禁忌、信奉、传说等。

苗药炮制，如炮制时令、方法、辅料等特殊的理念与技术。

（六）苗医整病思想

苗医整病思想大体分为三大类：

一是用苗药治病多主张用鲜不用陈，即鲜药鲜用，不用陈药。药物疗法以内治为主，或内外兼治。

二是苗医多用传统外治法，如掐蝴蝶疗法、烧姜灸疗法、打灯火疗法、火烧疗法等。

三是苗家秘法心术，如隔喜术、辟谷术、点穴术、画水术、禁忌术、抽箭术、催眠术等。

四、苗医学思想的哲学观点

苗医学思想是建立在苗医学的医理、病理、药理三大知识板块上的哲理思想体系，苗医学基础理论遵循的是生命哲学的理念。代表当今苗医学的哲学观点，指导苗医学基础理论构建的有以下几种哲学观点。

（一）一分为二的哲学理念

一分为二的哲学理念在苗医基础、临床诊疗、药学方面都有体现，如苗医两纲有冷病冷治、冷病热治、热病冷治，苗药分冷药、热药（或公药、母药），病因分内损和外因，整病用内外兼治等。苗医主张用两纲思想指导对医、病、药的认识与实践。

（二）苗族生成哲学观点

《苗族生成哲学》是湖南省花垣县苗族学者龙炳文等人整理的当地老苗医龙玉六的口述资料古老话，其核心内容为搜媚若、各薄港搜、玛汝务翠三种因素，即物质、能量和条件。他们认为，人的生、老、病、死与之息息相关。有关苗族生成哲学观点，在这些学者编撰的苗族医药图书中有充分的体现。

（三）元哲学思想

贵州学者麻勇斌认为，苗族传统知识体系所依托的原则、规定和理念，以及相应的医理、药理之内部逻辑与元哲学思想有关。苗医和苗药中具有特殊神性的医行为和药行为、巫医的一些奇特现象、疾病与健康等，与苗族元哲学理念都有千丝万缕的内在联系。

（四）苗族生命意识衍生的医药逻辑思想

麻勇斌认为，苗族医药是苗族生命衍生的医药逻辑。因此，人在与疾病抗争并消灭疾病以实现人类正常生存繁衍的过程中，构建了丰富多彩的医药文化。人类医药知识体系由医、病、药三大知识板块构成，在医、病、药的关系中，医和药都是围绕病而构筑的知识载体。苗族医药的医与药之间存在着内在的逻辑联系，苗医的传统医药知识体系中并没有阴阳、五行等中医理论框架的影子，苗族传统医药理论与以阴阳五行为基础的中医理论有着鲜活的内在差别。归纳起来，中国苗医药知识体系是苗族生命意识锁定下的文化构建。

五、中国苗医学思想的缺陷

千百年来苗医药传承靠口耳相传，无系统文字史料记载，历史上缺乏苗医学思想及苗医药理论的文献古籍。各域间收集整理的苗医药口述文献各具地方特色，当今收集整理的苗医药文献各显其色，有的整理文献不尽如人意，不尽完善，不够系统，缺失、缺陷在所难免。归纳起来，主要体现在以下几个方面。

（一）不伦不类的文献整理

对收集的口述资料，特别是用苗语收录的口述资料，在翻译或注释、音译或意译时没有真实地表达苗医学思想的原意，甚至适得其反。诸国本教授指出："已故著名苗医龙玉六传授的《苗族生存哲学》一书之'三本论'及其他论述，值得重视……汉译（意译）为结构、能量、物质，似太物理化……可组织少量专家专门讨论。"或者在翻译时的随意性、参照性，将苗医药名词术语译成相当于中医药的名词术语，成为不伦不类或类似中医药的苗医药文化现象。因此，在整理苗族医药文献时，首先要厘清苗族文化的基因，梳理苗族医药文化的文脉，确认其文化源头方能开展文献整理与研究。简而言之，把那些没有苗族文化基因的思想，也没有苗族文化特色的所谓苗医药文献，既不属于苗医学思想范畴，也与苗医药、医技、医术无瓜葛关系的所谓苗医药，从苗医学思想与体系中剔出去，以正本清源。

（二）模型化的哲学表达

在应用哲学思想指导苗医学理论构建时，有套用不当之嫌。麻勇斌认为："一分为三的生存哲学模型，不是一个具有苗族传统知识意义的发明，而是对阴阳八卦、五行生克、一分为二等哲学模型的变模式表述和苗语化注解……一分为三生存哲学没有可靠的苗语古籍作为基本支撑。"他还认为："哲学缺失的苗族医药研究，有两个方面的缺陷：一是必然规避所面对的复杂奇异的，特别是载于巫文化之船的医行为和药行为，只能开展药物收集和对那些收集到的药物进行药物实验、成分分析等；二是找不到苗族医药传统知识体系的内部逻辑。"在苗医学知识体系构建时，要深刻理解有着悠久历史的苗医学哲理思想，精准应用这些哲学思想精髓指导苗医学体系的构建，使苗医学成为医学而不是地方医学的中国苗族传统医学。

（三）主观意境下的理论构建

主观臆造或认识不足造成苗医学思想与理论的阙如，某些哲学观念用于苗医学理论指导，其理念、观点表述或应用不够清晰，没有客观的认识，或在主观臆断、意识模糊的观念下而构建的苗医学理论，其结果造成中国苗医学思想与基础理论的严重缺失，成为外人读不懂、看不明的地方或民间中医学。这些现象不能再忽视了，应引起苗医学术界的高度重视。

六、苗医学理论体系构建

中国苗医学思想是引领苗医学理论体系的构建基石，这块基石大体上分为两大部分，即指导思想与具体内容。苗医学理论体系由纲和目两大框架构成，苗医学思想应成为中国苗医学理论体系的纲领，医、病、药为其目，即纲举目张的指导思想。苗医学理论体系的纲，就是医、病、药三位一体的哲学思想；目，就是围绕医、病、药三大板块构建苗医学理论体系。医，包括苗医基本医学原理；病，指疾病的发生、发展与转归；药，指苗药的基础理论、临床应用等。

构建中国苗医学理论体系不是一朝一夕之事，不是几个人写几篇文章、做几次学术报告、出几本图书，不是几次苗医药学术研讨，更不是鼓吹几次学术经验，而是一项长期艰巨的涉医、涉药、涉技的医药文化、科学技术、人文理念等系统工程。只有不断深入发掘苗族医药文化遗产，总结各地苗医药人员学术经验，梳理其学术成果，才能不断丰富与发展苗医学思想，促进中国苗医学理论体系的构建。用苗医学思想指导苗医临床实践，不断提高临床疗效，为广大人民群众提供优质、安全、有效的苗医药健康服务。

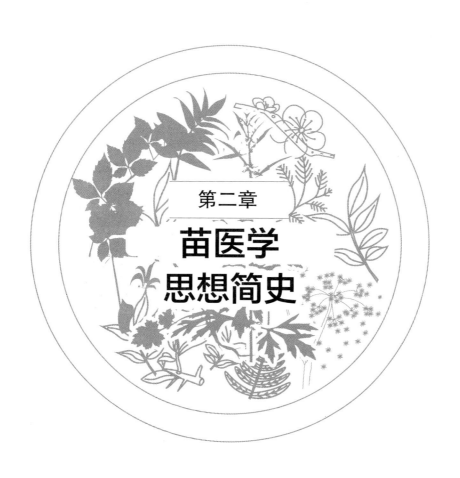

第二章

苗医学思想简史

古代苗族医学是秦灭楚（公元前223年）以后到清末（1840年），经历2000多年的医疗实践而传承下来的苗族医学。古代苗族医学的传承与发展，主要体现在苗药物学、临床医疗、预防保健以及巫医疗法等方面。

第一节　苗族原始神话传衍远古苗医学思想

苗医学思想萌芽于早期神话时代，是在九黎蚩尤、三苗、荆蛮三个不同时期积累起来的早期苗族医学思想，也称为氏族部落苗族医学思想。早期原始医学思想记忆，沉淀在苗族神话和苗族古歌之中。苗族原生息于黄河、长江中下游，其部落联盟称为九黎，其部落首领为蚩尤。传说蚩尤兄弟八十一人（部落），这些部落组成九黎集团。其后苗族先民先后建立了三苗国，三苗国之后又建立了荆蛮。苗族的早期医学思想意识与文化形态成形于这三个时期。

在我国悠久的历史上，有伏羲制九针、神农尝百草、黄帝创《内经》的祖国传统医药文明史。关于神农尝百草、始创医药的文化背景，有学者认为神农既是中医药的创始人，也是苗医药的创始人。神农后裔祝融传按摩强身术，将苗族医药传衍下来，世代相传，才有了今天的苗医学。苗族在历史上没有文字，其历史及思想意识、民族文化由巴代、理老、歌师在诗词、古歌中传承下来，苗族医药思想及文化也不例外。

苗族早期神话传说时代的原始医药文化，是苗医学思想之源。这里所说的原始医药思想与文化，是指远古时代苗族先民创立的医药思想及文化。苗族原始医药思想及文化是苗族先民在数千年生产生活实践中积累起来的。神农尝百草，蚩尤传神药，祝融传按摩强身术，苗药祖师苗父、药王传医方等早期的医学思想与医药知识，通过神话传说或古代文献而传承至今。

一、苗医学思想的萌芽

（一）神农尝百草，识药效，除病痛，始创苗医学

神农"尝百草，日遇七十毒，得荼而解之"，"尝百草，采百药，开创医

药"的传说,都指明神农是医药的始祖。

1. 神农氏其人其事

传说早在5000多年前,炎帝神农氏耕耘植五谷,训禽兽,尝百草,疗民疾,开创了灿烂的华夏文明。我国古代神性英雄有开天辟地的盘古、炼石补天的女娲、发现药草的神农、教民稼穑的后稷、治理洪水的鲧与禹等。所以说,神农氏是我国古代神性英雄之一。神农氏之名始见于《周易》。《周易·系辞下》记载:"古者包牺氏之王天下也……包牺氏没,神农氏作,斫木为耜,揉木为耒,耒耨之利,以教天下……日中为市,致天下之民,聚天下之货,交易而退,各得其所……"《庄子·盗跖》记载:"神农之世,卧则居居,起则于于,民知其母,不知其父,麋鹿共处,耕而食,织而衣,无相害之心,以至德之隆也。"

传说中的炎帝是慈爱的大神[①],当他出现在世间的时候,大地上的人类已经生育繁多,自然界出产的食物不够吃了,仁爱的炎帝教人类播五谷,用劳力来换取生活的资料。炎帝又叫太阳发出足够的光和热来,使五谷孕育生长,从此人类不愁衣食。大家感念他的功德,便尊称他为神农。传说他是牛的头、人的身子(《帝王世纪》记载"炎帝神农氏人身牛首"),这大约是因为他在农业方面也像几千年来帮助人们耕种的牛一样,特别有贡献吧。

传说炎帝是太阳神兼农业之神,还是医药神。因为太阳是健康的源泉,所以和医药有关系。传说神农有一根神鞭叫作赭鞭,是用来识药的。神农只要用赭鞭一打草药,就能识别这些药物是否有毒,是寒性还是热性,从而知晓药物赋性,给人民治病,这就是神农鞭药的传说。另一个传说就是尝药的故事,传说神农尝百草,日遇七十毒,遇茶而解之,最后尝到有剧毒的断肠草,因断肠而死。

《白虎通》记载:"古之人民皆食禽兽肉,至于神农,人民众多,禽兽不足,于是神农教民作农,神而化之,使民宜之,故谓之神农也。"

---

① 潘定智. 苗族传统文化的几点思考[J]. 苗侗文化论坛, 1989(3): 83.

历史上的神农氏，典籍称其为远古帝王中的三皇之一。东汉应劭《风俗通义》记载："《春秋运斗枢》曰：伏羲、女娲、神农，三皇也。《礼号谥记》曰：伏羲、祝融、神农。《含文嘉》曰：虙戏、燧人、神农……神农，神者，信也，农者，浓也，始作耒作耜，教民耕种，美其衣食，德浓厚若神，故为神农氏也。《尚书大传》曰：燧人为燧皇，伏羲为戏皇，神农为农皇也。"《淮南子》记载："神农播五谷也，因苗以为教。"伍新福认为："中国稻米最早是苗族发明的，后来传到日本和东南亚。"①

相传炎帝神农氏曾在湖南湘东炎陵县尝药辨药，在炎帝陵西北天池附近建有味草亭。亭边有清泉一泓，冬夏不涸，为炎帝洗药之处，故名洗药池，又称天池。在炎帝陵西南十里许，有一座山名为峤梁岭，相传炎帝采药曾到过这里，后人在山上铸有尝药鼎。此鼎三足有盖，素质无文，盖端有蝌蚪文数十，字不可识。

神农氏别号烈山氏，如《汉书·律历志》记载"又曰连山氏，又曰列山氏"。列山即烈山，为放火烧山之意，也就是原始的刀耕火种。有关神农氏与炎帝的关系，历史上一直众说纷纭。有视神农氏、炎帝为同一人的，如《淮南子》记载"赤帝、炎帝，号称神农"。秦汉以来，神农氏和炎帝逐渐融合为一体，可能是当时同属农业生产的著名部落，是形成部落联盟的象征。也有人认为，神农氏在前，属于母系氏族社会；炎帝在后，属于父系氏族社会，据此认为炎帝是神农氏的后裔，炎帝神农氏既可作为部落联盟首领的称号，又可视作部落联盟的代号，还可视作农耕文化文明阶段的时代概念。

神农氏对人类的贡献在于开创华夏农耕、医药、交换（贸易）三大发明。

2. 神农氏尝百草、行医治病的传说是远古苗医学思想的雏形

《淮南子·修务训》记载："古者民茹草饮水，采树木之实，食蠃蚌之

---

① 伍新福. 中国苗族通史[M]. 贵阳：贵州民族出版社，1999：25-27.

肉，时多疾病毒伤之害，于是神农乃始教民插种五谷，相土地宜燥湿肥饶高下，尝百草之滋味，水泉之甘苦，令民知所辟就。当此之时，一日而遇七十毒。"

《神农本草经》记载："神农尝百草，日遇七十毒，得茶而解之。"

《史记·五帝本纪》记载："以赭鞭鞭草木，始尝百草，始有医药。"

《搜神记》记载："神农以赭鞭鞭百草，尽知其平、毒、寒、温之性，臭味所主，以播百谷，故天下号神农也。"

《述异记》记载："太原神釜冈，有神农尝药之鼎存焉。成阳山中，有神农鞭药处，一名神农原药草山。山中紫阳观，世传神农于此辨百药。"

《太平御览》引《帝王世纪》记载："炎帝神农氏……始教天下耕种五谷而食之，以省杀生。尝味草木，尝药疗疾，救死伤之命。"

明代周游《开辟演绎》记载："后世传言神农乃玲珑玉体，能见其肺肝五脏，此实事也。若非玲珑玉体，尝药一日遇七十毒，何以解之？但传炎帝尝诸药，中毒能解，至尝百足虫入腹，一足成一虫，炎帝不能解，因而致死，万无是理……"

历代有关医药文献亦有对神农氏创医药的记载，如《本草古今论》记载："本草始仿于神农，药上三百六十品，此乃开天圣人也，与天地为一体；实能探造化之精，穷万物之理，字字精解，非若后人推测而知之者。"《医学渊源论》记载："医书之最古者《内经》，则医之祖乃岐黄也。然《本草》起于神农，则又在黄帝之前矣。可知医之起，起于药也。"

3. 神农与苗族医学思想的渊源

有学者认为，苗族之族称为苗，考释与其先民最早学会种植水稻有关，说明苗族先民属农业氏族或部落，神农氏尝百草、播五谷是农业、医药的始祖。考证苗族与神农氏的渊源，有关史实证明苗族的"苗"与神农有着渊源关系，苗族的农、医又源于神农。苗族的老家正是神农的活动地域，这都不是偶然的巧合，而是有着十分渊源的关系。古有"民不祭非类"之说，苗族不是祭祀至高无上的黄帝，而是隆重祭祀神农及其后裔蚩尤，充分说明神农是苗族的医学始祖①。

通过历史考证结合民间传说,苗医始于神农或者说神农是苗医的始祖是有其道理的,至少说明神农与苗族确实有着深厚的历史渊源关系,神农氏识药、创医的思想深深烙在苗医药中,为后世苗医药的发展与兴旺奠定了基础。

(二)蚩尤传神药、医治百病,始创苗医整病思想

蚩尤是苗族共同崇敬的人文始祖,相传蚩尤从小聪明伶俐,九岁时离家到黄河边的高山峻岭向生翁爷爷拜师学艺。九年后,蚩尤懂得一百二十种礼规,能应变天下大事;掌握一百二十种药,成了能治百病、起死回生、返老还童的神医;精通十二道神符,成为能呼风唤雨、明阴晓阳的大神。蚩尤学艺回来后,生了九个儿子,儿子们长大后都学会了蚩尤的本领,一个儿子管九个寨,九个儿子共管八十一个寨,蚩尤就成了八十一个寨的大首领。由于蚩尤懂得一百二十种药,人病了服药能治好,死了服药能复生,老了服药还能还童,数十年后苗寨人丁发展起来,这就是苗族历史上蚩尤传神药的故事②。贵州省黔东南称老祖宗为榜香尤,湖南省湘西一带苗族称祖先为剖尤或绞黎够尤(即九黎蚩尤),在川、黔、滇边的苗族人民则直接称蚩尤。民间有关蚩尤的传说较多,在湘西花垣县古苗河边就有蚩尤洞和蚩尤石像的传说。

(三)祝融传熟食,传按摩强身术,构建苗医学养生保健理念

祝融是古代传说中天上的一个大神,是炎帝的后代,《山海经·海南经》记载:"炎帝之妻,赤水之子听沃生炎居,炎居生节并,节并生戏器,戏器生祝融。"文中所述的祝融应是炎帝的玄孙。在《山海经·海南经》中对祝融的描述为"南方祝融,兽身人面,乘两龙"。《淮南子·时则训》记载:"南方

---

① 石朝江. 中国苗学 [M]. 贵阳:贵州大学出版社,2009:24.
② 欧志安. 湘西苗医初考 [J]. 中南民族学院学报(自然科学版),1984 (2):1-34.

之极，赤帝祝融之所司者万二千里。""南方之极"之地是指湖南南岳衡山，是祝融所管之地，祝融是主管南方之神。

在太上老君开天经的故事中记载了有关炎帝与祝融的关系，"神农之时，老君下为师，号曰太成子，作《太微经》，教神农尝百草，得五谷，与人民播植，以代禽兽之命也。神农没后而有燧人。燧人时，老君下为师，教示燧人钻木出炎，续日之光，变生为熟，以除腥臊。燧人没后有祝融。祝融之时，老君下为师，号广寿子，教修三纲齐七政。三皇修道，人皆不病。作《按摩通精经》"。传说广寿子传给祝融《按摩通精经》九十卷，祝融在南方将书中内容传授给百姓。从此，百姓掌握了防病、强身、养生的按摩术，病痛减少，身体越练越强壮，起到了祛病强身、健康长寿的作用。

祝融的职务是火正，其职责为观象授时，即通过观测大火星和鹑火星的位置来确定农时。祝融小时候的名字叫黎，也叫重黎，父亲是氏族首领。那时燧人氏发明了钻木取火，但不会保存火和利用火。《韩非子》记载："民食果蓏蚌蛤，腥臊恶臭而伤害腹胃，民多疾病。有圣人作，钻燧取火，以化腥臊，而民说之，使王天下，号之曰燧人氏。"祝融从小就喜观火、玩火，用火成了祝融的拿手把戏。传说火到他的手里，只要不是长途传递，就能长期保存下来。燧人氏会钻木取火，祝融氏后来发明了钻石取火。钻石取火比钻木取火又有了大的进步。在祝融的南方之地，百姓用火烧菜煮饭、取暖、生活照明，并点火熏烟以驱逐野兽、蚊虫和瘴气。用火以后，百姓食用熟食，有利于健康，生病少了。炎帝及其后裔燧人氏、祝融氏掌握了火，标志着上古南方民族历史性的进步。

有文献记载祝融为楚民族的始祖。20 世纪 40 年代，在长沙出土的一件楚《帛书》上有"炎帝乃命祝融生四神降，尊三天"的记载，其意为炎帝命祝融遣降四神于人间，安定日、月、星、辰，建立四极以承天覆，"三天"指日、月、星，祝融受炎帝之命，使下界不得上通于天。1988 年，湖北省荆门包山 2 号楚墓出土的竹简记载了楚人的先祖老童、祝融。其他相关文献也记载了祝融、炎帝的关系，如《礼记·月令》和《吕氏春秋》中均有"其帝炎帝，其神祝融"的论述，意为炎帝是南方和夏季的帝，祝融是南方和夏季的神。

祝融的贡献在于他将人工取火用于百姓的日常生活之中，食用熟食，用火防蚊虫、瘴气，起到了祛病防病的作用；用先师传授的按摩术教百姓祛病强身，延年益寿。这两大功绩为南方三苗之民及其后楚民族的繁衍生息做出了重要贡献，也是我国较早出现的预防医学思想的萌芽。

（四）神医苗父——苗医神传疾解思想的先驱

西汉刘向在《说苑·辨物》中说："吾闻上古之为医者曰苗父。苗父之为医也，以菅为席，以刍为狗，北面而祝，发十言耳。诸扶之而来者，举而来者，皆平复如故。"刘向笔下关于苗父的记载，是我国苗族医药史上最早描述苗医药到病除、神传疾解的治病过程。历史上传说苗父曾尝百草，开创了以实物入药的苗族医药思想的先河[①]。称苗父为苗药祖师，是根据苗族民间流传的尊称，苗族称药师为江嘎或姜嘎，"姜"或"江"为师傅，"嘎"为药。由于苗父尝药识药，医治百病，而被后人称为苗药祖师。还传说苗父修炼有道，懂得医治疾病的方术，能用神气、法水为苗民治病，常奏神效。苗父是苗医、神药两法治病的巫医师，是苗医、神药两解思想的先驱者，然而苗族民间流传千百年的神药两解思想是否源于苗父还有待探讨。

（五）驩兜尚赤，消疫疾除病魔——苗医预防医学思想的形成

驩兜与三苗有着密切的关系，传说驩兜为三苗国君，颛顼、祝融或鲧的后代。《山海经·大荒北经》记载："颛顼生欢头，欢头生苗民""大荒之中欢头之国"。郭璞注"欢头尧臣"，称欢头为尧臣。"欢头"即驩兜，或作丹朱、欢朱。《史记·五帝本纪》记载："三苗在汉淮荆州数为乱……放欢头于崇山，

---

① 吴荣臻. 苗族通史［M］. 北京：民族出版社，2007：203.

经变南蛮。"这也说明"为乱"的三苗中包括驩兜族①。

欢头与苗医的关系，表现在驩兜尚赤与欢狸图腾两个方面。关于驩兜尚赤，《山海经·西山经》记载："灌水出焉，北流注于禹水，其中有流赭，以涂牛马无病。"郭璞注："赭，赤土。"禹水是驩兜的起源地，当地人喜朱红，故传闻欢朱国喜用赤土涂脸，以双人舞蹈祭神。朱红就是当地用赭土涂牛或人，用以消除病疫瘟疫。赭即丹砂，在苗族民间流传着使用丹砂的习俗。湘西一带苗族有用地道辰砂预防疾病的方法，如在端午节有喝辰砂酒的习惯，还将辰砂碾末撒于房内外以驱虫、杀毒（菌）。在古代医药不发达的情况下，苗族先民用赤土涂在皮肤上，可避免蚂蚁、蝇蚊叮咬，借以消除病疫瘟瘴。墓葬时在棺内撒些辰砂末，据说对尸体有防虫、防腐的作用。在贵州黔东南一带，女子还以丹砂末擦额头和嘴唇，以表示吉祥和祭祀祖先。依据驩兜尚赤的史料，有人认为驩兜是最早发现辰砂并首先开采、使用辰砂的人，驩兜尚赤为苗族预防医学奠定了基础。

关于欢狸图腾，《山海经·西山经》记载："有神焉，其状如黄囊，赤如丹火，六足四翼，浑郭无面目，是识歌舞，实为帝江也。"毕沅解释："江，读如鸿。"帝江即帝鸿氏。这里的浑郭正是帝鸿之子驩兜，这个神物即帝鸿的图腾化形象。正因他们喜用赤土涂脸，以双人舞蹈祭神，所以被当成六足四翼而无面目。莫山之西又有翼望之山，有"兽焉，其状如狸，一目而三尾，名曰讙，其音如百声，是可以御凶，服之已瘅"。郭璞注："黄瘅病也，音旦。"瘅状如黄囊，相当于黄疸病或黄疸型肝炎。古代黄水河一带的浑郭人常患瘅病，是瘅病流行区。浑郭人认为如能吃到狸肉，便能治好瘅病。早在5000多年前，浑郭人就已懂得用狸治疗瘅病，这是在医疗实践中积累的经验。

（六）药王找药寻方，三千苗药传千古

在湘黔边区的苗族民间，相传有一位苗族药王，常年奔走苗族民间，

---

① 潘定智，杨朝文. 蚩尤自传说［M］. 贵阳：贵州民族出版社，1989：10.

因此民间流传"一个药王,身在四方,行走如常,风餐露宿,寻找药方""三千苗药,八百单方"。湘西凤凰县老苗医石福山介绍:"苗医的始祖是药王爷爷。"民间传说中的药王爷爷是一个周身透明、状如玻璃,有翅,能在空中飞行的神人,他不畏艰难险阻为苗民寻找药方。据说他每找到一味药,都要亲口尝一尝,药气在体内或周身串行,气串在人体哪个部位就能治疗那个部位的疾病。传说有一天,"他尝了一味蝶形兰花的草根,顿时满口麻辣味,急忙用水吞下,一时间,大脑如昏如麻,失去知觉。他醒后回忆说:这草好生厉害,刚才我大比农耿(苗语,即像脑壳烂了),便给这草取名比耿。同行的人一看,惊道:'药王,你全身都黑了!'药王一看自己果然全身不再透明,便将这草取名草乌"。在湘黔边境还流传着有关药王的歌谣:"药王药王,身如星亮,穿山越谷,行走如常,食果饮露,寻找药方。"①

在苗族民间,苗医们认为从古至今所用的苗药和药方就是药王爷爷传下来的。关于药王,湘西花垣县大苗医、大巫医龙玉六在晚年绘了两幅画像,一幅是喔巴嘎(苗语,公药王),一幅是喔登嘎(苗语,母药王)。据龙玉六介绍,这两幅画的形象是先人一代一代传下来的。

中医史学界因有神农首创医药,世称药王,后遂以药王为颂神农之称,而将药王、神农视为一人。苗族人民所敬颂的药王爷爷,是否与中医史学上称神农为药王有关?苗医药王与神农是否同为一人?依据在于苗族的医学源于神农,苗族的祖先之地是神农氏的活动地域,苗族的祭祀是隆重纪念神农及其后裔蚩尤,这些传说说明神农是苗族的医药始祖。所以说,苗族药王爷爷是否就是神农,值得探讨。从湘西苗族民间关于药王爷爷的画像来看,与史书上神农的画像不同。凤凰县苗医欧志安在《湘西苗医初考》中指出,苗族民间传说中的药王爷爷头上长角。龙玉六笔下的药王头上无角,身披树叶。

花垣县老苗医施老友传下的有关药王的歌为:"吾爱药王传得法,药王传

---

① 唐海华. 苗族药物学[M]. 贵阳:贵州民族出版社,2006:2-3.

法到如今。今人照爱前人样，此是药王治病恩。昔日药王登仙去，传本留教救凡人。都是前朝传的法，前朝传子真传孙。子子孙孙传玄曾，代代相传到如今。前人留起千朝路，今有在朝往长行。此是前朝约的礼，发古流传到如今。重重叠叠上瑶台，几度呀重扫不开。刚被太阳收拾去，都教明月送将来。"

欧志安的师傅给他传了一首关于药王的诗："通古亘今求岐黄，石破天惊数药王。风雨耕耘几千代，日月积汇融一章。无文书载理论短，有口皆碑源远长。接骨续筋华佗水，堪叹苗医世栋梁。"

药王爷爷是苗族民间世代相传的苗医始祖，不论这位药王爷爷是谁，他都为苗族医药的创立立下不朽之功。药王爷爷创立苗医，与岐黄论医而创制《内经》的功名一样流芳万古，共为祖国传统医药的基石。不管是苗族的药王爷爷还是中医的岐黄，他们都是我国古代医学的代表和医学文化的象征。

二、原始苗医学思想的特征

对于这一时期的各种记载、传说多有差异，有的甚至自相矛盾。但是，从众多的历史记载和口传文化中，可以将各细小的碎片汇集而得到一个原始的苗医学文化雏形：原始苗医学文化是从神农尝百草、辨百药，尽知其平、毒、寒、温之性，臭味所主，尝药疗疾，救死扶伤；蚩尤传神药，医治百病，起死回生，返老还童，是明晓阴阳的大神医；祝融传熟食，传按摩强身健体术；苗父用神气与方术治病，而皆平复如故，有神奇疗效；药王爷爷风餐露宿寻找药方，出现三千苗药、八百单方的苗医远古医方。据其特征，原始苗医学文化为神药兼容的文化形态。由此可以认为，原始苗医学思想及苗医学文化是从传说、神话，到药物识别、临床医药实践等知识萌芽中形成，并逐渐发展起来的，最终成为中国苗医学。

关于原始苗医学思想起源，实无文献可证。但从各地苗族民间流传的苗族古歌或古老话中，可梳理出关于苗族生息繁衍的思想脉络，如苗族古歌

《开天辟地歌》,湘西龙玉六传唱的《古老话·事物生成共源根》,以及贵州黔东南等地流传的古歌或古老话中都有详细的描述。这些古歌保留了大量言简意赅的古苗语,对研究苗族早期医药学有重要的意义和实用价值。

松桃苗族民间古歌 Lutbul lut denb①,即《开天辟地歌》,有这样一首:"Nius manl nins zhax bad ghuenb qit, Doub las fanx giand mex nex ninb; Bax xongx cit youx nianl rut seit, Zhut rut fanx giand nangd mox binb; Cit youx rut nggab rat nangd hent, Dangl sed dix dat lout xiongb denb; Panx deb soud jiead soud dix jint, Yians zas pans pul yias pans denb。"这首古歌的意思是:"苗族人视野里的开天辟地是从奶奴、巴棍开始的,从此人间才有了人类社会,因此苗族至今沿袭的傩戏里以稻草扎的奶奴、巴棍,正是苗族敬仰的祖先,奶奴是苗母,巴棍是苗父。苗父蚩尤通晓巫术画水禁咒,能治好人间的各种疾病;蚩尤聪明伶俐,勇猛无比,通晓药物,打造梭镖各种兵器,勇猛作战守卫苗疆,养育子孙接连不断,种田种地庄稼遍地。"

由湖南省湘西自治州花垣县苗族民间大巫师、大巫医,当地著名的苗医师龙玉六口述,龙炳文等人整理、翻译的《古老话·事物生成共源根》,传达了苗族世代相传的一种独到的关于事物生成的理论。其基本思想是三位一体论和一分为三论。三位一体论认为宇宙万物都是由各薄港搜(苗语,指事物生成的物质基础)、搜媚若(苗语,指事物生成的能量)和玛汝务翠(苗语,指事物生成的良好结构)三大要素相互作用而形成的。一分为三论认为事物主于能量,基于物质,显于良好结构,即一切事物都必须通过三大要素的相资、相制、相争夺的关系而生成变化,并阐明事物生成的结局,即难全、胜负和变好,正确阐述了事物的生成、变化和发展的规律②。

龙玉六口述的苗族古老话,主要从三个方面进行了论述,即事物生成的根源和人类进化的历程,事物生成的基本要素、关系和结果,生和成的辩证

---

① 唐海华. 苗族药物学 [M]. 贵阳:贵州民族出版社,2006:2-3.
② 黄英,雷安平. 论苗族生成哲学与巫教文化[J]. 玉溪师范学院学报,2004,20(1):36-38.

关系。《古老话·事物生成共源根》发表后,在国内苗学界和哲学界引起反响,吴荣臻认为"全篇充满了强烈的非天命观和哲学观。它的最大特点在于其辩证和实用性"①,被学术界认为是苗族的生存哲学。近年来,国内有学者将苗族生存哲学引入苗医学研究。也有学者将苗族生成哲学用于苗医学思想与苗医药基础研究,出版专著或发表论文,并引用这些思想或观点论述苗医学。2003 年,诸国本教授在全国苗医药学术研讨会上指出:"已故著名苗医龙玉六传授的《苗族生成哲学》一书之'三本论'及其他论述,值得重视。田兴秀汉译(意译)为结构、能量、物质,似太物理化……用苗族生存哲学理论指导苗族医学理论体系的构建,为今后探索我国苗医学思想、建设苗医药基础研究提供了新的路径,是值得学术界注意的。"

第二节　古代苗医学思想的形成

古代苗医学是指九黎蚩尤、三苗、荆蛮战败后,向西南迁徙(苗族的第二次大迁徙)以后的 2000 多年间形成、发展起来的苗医学。这一时期从公元前 223 年秦国灭亡楚国到清代末期(1840 年),苗医学不断在医疗活动中总结经验,并在迁徙中传承与发展。由于苗族没有文字,医学史料只能靠口耳相传,世代承袭,但也有少量医学资料散载于史料之中,如从秦汉以来的史志本草专著中可见零星文字记载。古代苗医学的发展,主要体现在苗族药物学、临床治疗学、预防保健和巫医疗法等方面。

一、古代苗族药物

(一)《神农本草经》中收载的有关苗族药物

《神农本草经》是秦汉之际,托名神农撰写的,汉代许慎《说文解字》

---

① 吴荣臻. 苗族通史 [M]. 北京:民族出版社,2007:370.

对"药"的解释为"治病草",有"诸药以草为本"之说,当时医生们主要用草本药物治疗疾病。

《神农本草经》是已知的我国最早的一部本草学专著,书中收载了365种药物。欧志安在《神农本草经》中"发现120余种是兼用苗语记名的(以苗语东部方言标准语来辨认),现在仍能听懂,占全书所载药物的三分之一"①。

白垩为白善土,《神农本草经》中有白垩做药的记载:"垩有五色,入药惟白者耳。""生山谷,主女子寒热、癥瘕目闭、积聚。"传说在黄帝与蚩尤战争时,蚩尤战败,聚骨如灰,数年后骨白如灰,故有白垩之山。

(二)《楚辞》中收载的有关苗族药物

《史记·酷吏列传·张汤传》记载,"长史朱买臣,会稽人也,读《春秋》。庄助使人言买臣,买臣以楚辞与助俱幸"。楚辞是对战国时期楚国诗体(辞)的称呼。《楚辞》的主要作者屈原,其笔下如《离骚》《橘颂》《招魂》《九章》《涉江》《天问》《哀郢》《怀沙》等作品,是在流放期间所作。屈原流放沅湘长达七八年,许多作品产生于沅湘之地,沅湘间又是古代的五溪之地,五溪之地历代上是五溪蛮或武陵蛮居住地。历史上武陵蛮是对居住在五溪地区或武陵山区少数民族的泛称,主要指现今的苗族、土家族等。

伟大诗人屈原所创《楚辞》,记录了沅湘人民生活习俗,烙上了那个时代的印记。著名文学大师沈从文先生描述湘西古苗歌:"让我想象到似乎就正是两千多年前伟大诗人屈原到湘西来所听到的那些歌声。照历史记载,屈原的著作《九歌》,原本就是从那种古代酬神歌曲衍化出来的。"

《楚辞》中记载了不少沅湘间药物,虽然这些药物多作为祭祀神灵之药,但也有疗疾辟邪之用。《楚辞》中所载花草树木较多,都是药用植物。《楚辞·山鬼》中有"采三秀兮于山间"的词句,这是对巫山神女(山鬼)采药

---

① 欧志安. 苗族医学方法初探[J]. 卫生信息与管理, 1986 (4): 24-33.

的描述。三峡巫山历史上是神农的活动区域，有的学者认为"采三秀兮于山间"之句中的于山即巫山，三秀即灵芝草，秀即花，因灵芝草一年开三次花，所以称为三秀。苗族民间将灵芝草作为延年益寿的长寿之药或不死之药。《楚辞》中的植物多为芳香类药物，主要用于祀神，这与楚国沅湘武陵地区苗人巫风炽盛和屈原崇巫有关。《楚辞》是那个时代的产物，是楚文化的代表作品，更是楚文化的产物。《楚辞》就是楚人的歌词，具有沅湘民间特色。有学者进一步考察，发现楚语、楚声中明显地包括苗语、苗声，如《楚辞》中记载了申椒（苗语称花椒）、芳椒，即天椒，现称花椒。

菖蒲作为苗人用药，历史悠久，在《楚辞》中就有记载，最早作为祀神、辟邪之用。明代李时珍在《本草纲目》菖蒲条中引用宋代苏颂（《苏沈良方》）的记载："黔蜀蛮人亦常将（菖蒲）随行，治卒患心痛，其生蛮谷中者尤佳。"这里所指的黔蜀蛮人，是生活在现今川黔一带苗人的先祖。宋代唐慎微在《经史证类大观本草》中记载："菖蒲生于洛池泽及蜀郡严道，今处处有之……黔蜀蛮人亦常将随行，卒患心痛嚼一二寸，热汤或酒送亦效。其生蛮谷中者尤佳。人家移种者亦堪用，但干后辛香坚实不及蛮人持来者，此即医方所用石菖蒲也。又有水菖蒲生溪涧水泽中……不及石菖蒲，不堪入药用。""其生蛮谷中者尤佳"是指产于川黔之地的石菖蒲为质地优良的药品。"菖蒲凡五种：生于池泽，蒲叶肥，根高二三尺者，泥菖蒲，白菖也；生于溪涧，蒲叶瘦，根高二三尺者，水菖蒲，溪荪也；生于水石之间，叶有剑脊，瘦根密节，高尺余者，石菖蒲也；人家以砂栽之一年，至春剪洗，愈剪愈细，高四五寸，叶如韭，根如匙柄粗者，亦石菖蒲也；甚则根长二三分，叶长寸许，谓之钱蒲是矣。"《楚辞·离骚》记载了蘼芜、菖蒲、泽兰、花椒、佩兰、肉桂、木兰、芙蓉、辛夷、白芷、艾等多种药物，这些药物后来都成了历代本草的重要药用植物。从文献考证，苗族应用菖蒲历史悠久，从秦汉时期到现在有2000多年。从宋代《经史证类大观本草》中记载蛮人用此药，也有900多年。书中记述的"黔蜀蛮人""其生蛮谷中者尤佳"，即指苗人居住的湘、黔、川、滇边毗邻的苗家山寨。

研究《楚辞》中的药物,首先要理顺《楚辞》与楚国的关系,以及楚国与苗族的关系。楚国是在三苗故土上建立起来的,楚国先民活动的足迹与三苗活动的足迹吻合。楚国的巫文化源远流长,它继承了九黎和三苗的巫教。吴曙光先生在《楚民族论》一书中详细论述了苗族与汉族的渊源关系,认为苗楚同源。有理由相信,《楚辞》中记载的许多药物与当地苗族药物有渊源关系。《楚辞》也将沅湘流域或五溪一带的地方药物称为苗药,如菖蒲、泽兰等。在沅湘一带苗区,每年端午期间,民众将菖蒲、艾叶挂在门上,用于辟邪。

(三)西汉时期《五十二病方》收载了用苗语记录的药物

西汉时期的长沙马王堆一号、二号汉墓中,发现了作为殉葬品的泽兰。在三号墓出土的《五十二病方》中,记载了一些汉语无法解释的药物,如"答"语译过来就是"豆"。《五十二病方》把以寒热为主的疾病称为"结",与苗语的"茄"同音同义[1]。成书于春秋战国时期的《灵枢经》,对发烧是这样描述的:"阳气太盛,则阴气弗能荣也,故曰格。"在苗语中,一直把发烧的体征叫作格。《左传》中记载齐景公"齐侯疥,遂痁,期而不瘳"。痁即疟疾,在苗语中称疟疾为痁,是同音同义,这是古苗语在史籍上的最好印证。又如,欧志安先生在考证古医书上的病名时发现,天花病记为鲁疮,苗语则把天花称为卜弩,其义均在"鲁"与"弩"字上,近音同义。传说药王爷爷尝百草时尝到一种有毒药草乌,苗语称为比耿。《吴普本草》将草乌记作耿子,与苗语记音是相同的,说明苗人很早就用草乌这种药物治病。用苗语传释古医书中的病名、药名、证候,是研究苗族医学史的重要途径。

(四)其他史料记载的有关苗族药物

湘西苗族称共工为仡戎。汉史记载,传说共工是我国第一个降夔和降龙

---

[1] 欧志安. 苗族医学方法初探[J]. 卫生信息与管理, 1986 (4): 24-33.

的人,也是第一个发明朱砂和使用朱砂的人,湘西苗族还称他为濮戎(龙公)。苗族的祖先"濮僮、驩兜是最早发现辰砂和首先开采辰砂、使用辰砂的人,也是从辰砂中最早提炼水银的人,是世界上最早开采辰砂和提炼水银的民族"[①]。关于濮僮、驩兜,《山海经·大荒南经》记载:"驩兜生苗民。"濮人之地,即现今沅江中上游一带。《尚书后案》记载:"湖南辰州,实古濮地。"

丹砂[②] 《庚辛玉册》记载:"丹砂石以五溪山峒中产者,得正南之气为上。"范成大《桂海志》记载:"本草以辰砂为上,宜砂次之。然宜州出砂处,与湖北大牙山相连。北为辰砂,南为宜砂,地脉不殊,无甚分别,老者亦出白石床上。"李时珍认为:"丹砂以辰、锦者为最。"现今的湖南省麻阳苗族自治县即古锦州地,是我国地道药材辰砂的主产地。麻阳(古锦州)是古代五溪之地,辰、锦所产为上品砂,《本草纲目·第九卷石部·金石之三·丹砂》记载:"生白石床之上,十二枚为一座,色如未开莲花,光明耀日。亦有九枚为一座。七枚、五枚者次之。"朱砂还为朝廷贡品,如《宋史·蛮夷列传》记载:"咸平元年……古州刺史向通展以芙蓉朱砂二器、马十匹、水银千两来献。"

自唐代以来,辰砂(丹砂)即为武陵蛮历代进贡之品。辰砂作为一种矿石,除药用外,在工业上还有许多作用。

枫香脂 也名白胶香。作为药用,枫香脂历史悠久,味辛、苦、平,无毒;主治瘾疹风痒,浮肿齿痛。唐代《新修本草》记载:"树高大,叶三角。商洛之间多有。五月斫树为坎,十一月采脂。"枫香树又称枫木,苗语称堵米。堵,汉译为树或木;米,汉译为妈妈或母亲;堵米,汉语直译为妈妈树或母亲树。枫香树是苗民崇拜的图腾树,与苗族人民敬奉枫木和崇拜"阿普苟尤"(即祖公蚩尤)有关系[③]。《轩辕本记》记载:"黄帝杀蚩尤于黎山之

---

① 欧志安. 湘西苗医初考[J]. 中南民族学院学报(自然科学版),1984(2):1-34.
② 杨昌才. 中国苗族民俗[M]. 贵阳:贵州人民出版社,1990:540.
③ 龙炳文,石家齐. 从辰砂探讨湘西苗族族源[C]//苗族历史讨论会论文集,1983:81.

丘，掷械于大荒之中、宋山之上，后化为枫木之林。"《山海经·大荒南经》记载："有宋山者，有赤蛇，名曰育蛇。有木生山上，名曰枫木。枫木，蚩尤所弃其桎梏，是为枫木。"在苗民的历史上，苗家山寨都栽种枫树，有枫树之山，封为禁山，不准砍伐，苗语叫纪山普，汉语意译为祖公山。纪山普既是苗民公共活动场所，又是祭祀先祖蚩尤的场所。

灯盏花　西南苗族民间用灯盏花治疗风湿疼痛。云南省文山壮族苗族自治州丘北县苗医根据治疗风湿瘫痪的临床经验，把灯盏花主治左瘫右痪、风湿疼痛写入《滇南本草》。

山羊血　清康熙三十四年（1695年）张璐所纂《本经逢原》中记载："苗人取血法：以麋竹通节削锋利，活刺心血收干者良，宰取者不堪用。"《本草纲目拾遗》记载："山羊产滇蜀诸山中，性善走逐，好斗，肉能疗冷劳山岚疟痢，妇人赤白带下……""其血可治跌损伤及诸血症。凡跌扑死者，未绝气，以一分许调酒饮之，遂苏，神效立见。"

《凤凰厅志》（乾隆二十一年版）记载："苗地多产药饵，而苗有病多祭鬼，不服药，闻亦有以药疗之者。药名色诡异，非方书所载，统谓之草药，或吞或敷，奏效甚捷。"书中记载凤凰药物27种，有土茯苓、桃仁、地骨皮、半夏、香附、五加皮、墨旱莲、紫苏、金樱子、菟丝子、苍耳子、栝楼、木通、葛根、厚朴、小茴香、灯心草、蓖麻子、谷精子、射干、金银花、土牛膝、何首乌、青葙子、天花粉、益母草等。

清代贵州、湖南巡抚吴其濬（1789—1847）所著《植物名实图考》中，收载了武陵山区的不少苗药，如白及条有"白及根苗妇取以浣衣，甚洁白……白及为补肺要药"的记载[①]。吴其濬曾到湘、黔、滇及鄂、闽等地为官，在调研药用植物时采用当地民间药物名称，记录了当地俚人、俚医、乡人、夷人、湘人、蜀人、苗人、楚人等所用药物50多种。他在《植物名实图考》中记载"黔中药峒、焚茶作靛，远贩江汉"。

---

① 隆名骥. 苗学探微 [M]. 北京：民族出版社，2005：32-35.

田华咏在《土家族医学史》中记载,"野草之可药可浴,根核果瓜可茹可玩者,罗罗皆持以入市"①。

二、苗家养身保健与预防医学思想

关于养身与保健,苗族在很久以前便有这方面的探索和积累。例如在马王堆出土的汉代古墓一号、二号墓考证为苗族墓随葬品中除了彩绘帛画、器皿、服饰,还有辛夷、花椒、香茅、干姜、高良姜等用作医疗和保健的药品。在三号墓中除了《五十二病方》,还有一本《引导图》,后者是中国现存最早的保健运动方面的著作。图中用彩色绘制了不同年岁的男女体操动作40多个,旁边还附有简单的文字说明。《引导图》不仅年代早,而且内容非常丰富,为后来引导方面的发展、变化研究提供了可贵的线索。由于其出土地点和年代正是当时苗汉文化的交会点,也代表当时苗、汉医药保健的成就②。

苗族人民在历史上注重疾病的预防和卫生保健养生,有许多预防知识和卫生保健养生方法是在长期生产生活实践中形成的生活习俗。如一年一度的苗家苟表建,即汉人所称的扫扬尘。腊月二十四日,苗家各家各户将室内的灰尘打扫干净,准备迎接新年的到来。苗族民间还有将某些药物洒在室内,或者挂在房前屋后,以驱毒杀虫的习俗。《凤凰厅志·风俗》记载:"惊蛰先一晚,各家用石灰画弓矢于门,复撒灰于阶,以驱除毒虫。"又"端午节悬蒲艾,谓之辟邪往来"。在湘西与黔东北一带是我国传统道地药材辰砂的盛产地,当地苗民习惯以辰砂撒于屋房周围,驱杀虫害。还将辰砂泡入酒中,端午节喝一口,或涂在皮肤上,说是能预防长疱疮,这些都是驩兜尚赤流传在苗族民间的遗迹。苗疆苗民每到夏秋之时,习惯将一些具有杀蚊虫的苗家草药,如河柳叶、辣蓼叶、草乌叶等切断后放入粪池内,

---

① 田华咏. 土家族医学史 [M]. 北京:中医古籍出版社,2005:89.
② 谭学林. 从苗医用火遗风看其早期医疗保健成就 [J]. 中华医史杂志,1998,28(1):42.

以杀虫消毒，防止蚊蝇滋生。夏秋之时苗寨蚊蝇多，用黄荆叶、土荆芥、艾叶等烟熏以驱蚊虫、防叮咬。用八角枫、地风藤等煎水洗浴，有防皮肤生疱生疮的预防作用；用雄黄泡酒，兑蒜内服药酒，有防瘟疫之功效。

在饮食养生上，苗家注重药食两用药物的应用，如夏天适当食用羊胆、羊肝，以清热泻火；冬季寒冷时，苗家喜食狗肉，以补虚御寒，达到温肾壮阳、强精壮骨作用；冬季苗家还喜饮久浆（即甜酒），或自家酿的苞谷酒，也称养生酒，以颐养天年。久浆既可驱寒保暖，又能舒筋活血、补体强身。另外，苗家还有一种习俗，一年四季喜喝务叭消（即酸汤）。务叭消性寒，味酸，有退热、降火、防暑之功效，还有开胃、健脾、收敛、止泻作用，是苗家暑天上佳饮食。苗家酸鱼也是独具特色的食疗佳品。苗家还有冬吃萝卜夏食姜的习俗，有利于养生保健。苗家用做食疗的食品种类较多，根据时令、人的体质适量调配食疗药物。

在卫生保健及疾病预防上，苗家还形成了乡规民约，或防病条款，如湘西凤凰县苗寨对共用水井立有规定："凡在井水中洗猪菜、人菜罚钱五吊，有劳力不按时参加洗井者罚钱一吊。"

苗家有隔病习俗，隔病的方法有挂红、躲摆子、挡路（箭）碑等，以此来阻隔疫病（此处指传染病）。

挂红，是苗家有人生病或生小孩时，在大门上挂一块红布，以谢绝生人来往，避免相互传染。

苗族民间有"八月谷子黄，摆子鬼上床，十有九个病，无人送药汤"的民谣。每到夏秋之季苗家害打摆子的人不少，打摆子的人要送到室外高处气口去躲一躲，叫躲摆子。因为高处风口的风力较大，蚊子不能留存，因而可防止打摆子病的相互传播。苗家预防打摆子还有避花蚊的方法，每到傍晚苗家用具有芳香性味的苗药，如黄荆条、辣蓼草、香芳草、桉树叶、樟树叶、艾叶、水菖蒲等烧熏驱散蚊子，以预防打摆子病。

苗家村寨里某家或某村发生了疫病（此处指传染病）时，为了隔住疫病的传播，要特意在村口、路边或病人家门口放上树枝、竹丫丫，或有刺的树条（如牛王刺、救兵粮树）等作为挡路碑的标志，表示这个村或某一家有疫病发生，不要接触，以免传播。

在苗家药物预防疾病方面也有悠久的历史，贵州省黔西南兴仁县《兴仁县志》记载："山产菱蒻，花如流藤，叶如毕茇，子如桑椹。苗家沥其油，醢为酱，味亦辛香。裹槟榔食之，谓可辟瘴。苗女持赠所欢，以为异品。"常用预防疾病的药物及做法有：用铁线莲缝在小儿帽缘上，以预防小儿半天症（小儿高烧抽筋）；用桑树叶、箭竹叶等煎水，内服，对高热摆子有预防作用；用苗药沃有及打、对口覃煎水给产妇内服，以预防新生儿脐风；用天青地白、老虎麻根、强盗九杆子等苗药与甜酒煎水内服，能预防腹泻及红白痢疾；苗家出远门或外出劳动时，随身带一点盐巴、大蒜、生姜，或百味莲（止痛药）、薄荷（清热解毒）等常用药物，以预防暴病急病（中暑、伤寒）。

虫茶是湘桂边界及云南苗族民间的传统饮料，具有清热、祛暑、解毒、健胃、助消化的功效，对腹泻、鼻出血、牙龈出血、痔疮出血也有较好的疗效。作为南方苗族的一种清凉饮料，虫茶的药用价值高于普通绿茶，是苗家的保健佳品。

黔南苗族民间有在六月初六上山采药的习俗，这天正值一年之中，采的药药效佳，所采药物以备后用。黔南一带苗族民间将五月初五（端午节）、六月初六称为卫生节。节日期间，孩子们佩挂药袋，百草煎水浴身。苗家将每逢六日，即农历初一、初六、十一、十六、二十一、二十六这六天作为灾日。每到灾日苗家男男女女、老老少少都要浴身，即苗药浴。苗家药浴作为习俗，不是天天洗，一个月只能洗六次。苗家药浴从消灾习俗演变成为卫生习俗，即有病者可通过药浴治病，无病者可通过浴身达到未病先防的目的。

三、古代苗医疗法及思想理念

（一）药浴疗法

苗医传统疗法有2000多年的历史。屈原在《离骚》中记述了用药物汤沐浴，以达到疗疾的目的，如"浴兰汤兮沐芳"中的"兰"指秋兰，即现在的泽兰。用泽兰煎汤沐浴治疗疾病，这是传统药浴疗法最早的记录。

（二）治痘法

在诊疗上，古代也有相关记载，如《验方新编·卷二十一·点牛痘法》记载："济世之道，莫先于医，医术多途，莫险于痘。稽种痘之说，上古未有。自汉代伏波将军，征武陵蛮，从壶中进兵，军中遂染此疾。"

据史料记载，东汉光武帝建武十七年（公元41年）马援被封为伏波将军，62岁时征讨五溪蛮，率军4万余人抵临沅（现湖南常德），乘沅水而上，进入壶头（湖南省沅陵县高坪乡境内）。因地势险要，遭遇五溪蛮的顽强抵抗，加之天气炎热，水土不服，军中疫病流行，船只不能上行，兵士死亡多。马援也身染疫病，不久后病死于军中。马援军中的疫病，其中就有痘病。痘病传染性极强，当时是无法治疗的。

在湘西苗区，民国时期有种人痘预防痘病（天花）的医疗习惯，这与东汉时期汉军与五溪蛮征战中痘疫流行有历史渊源。有关伏波将军征战武陵在历史上确有此事，在湘西土家族苗族自治州吉首城区峒河北岸还有建于明朝的伏波宫，以纪念马援将军。

（三）拔毒法

用苗药外敷可将体内异物拔出，古代苗人用蝼蛄拔箭、消鱼骨鲠喉。蝼蛄，《神农本草经》名为蟪蛄、天蝼、梧鼠、硕鼠、蟖（音斛）。《图经》记载，苗人"有五枝或谓之雀鼠，其形大然蝼蛄，与此鼠二物同名硕鼠与蝼蛄，有枝而空，此鼠枝不究，故不同耳，蝼蛄又名梧鼠，《本经》盖未见也"。消水肿，除恶疮。去翅足炒用。日华子云："主恶疮水肿头面肿。"孙真人云："治箭镞在咽喉胸膈及针刺不出，捣取汁滴上三五度，箭头自出。"《名医别录》云："治鲠、用脑吞之瘥亦治，刺不出敷之即出。"

（四）外敷法、刮痧疗法、滚蛋疗法、熨法

《验方新编·卷十四·伤寒·伤寒发狂兼发斑疹》记录了苗人用癞蛤蟆贴敷治疗伤寒病发狂兼发斑疹的秘方。"凡伤寒发狂，眼直舌强，或发斑疹，急用铜钱于脊背、两手弯、两乳旁、两腿弯刮出青紫色，随取癞蛤蟆一只（目红、皮红、腹无八字纹者勿用），破开去肠肚各物，贴心坎上，取蛤蟆肝煎水服之。并用煮熟整鸡蛋，去壳，于刮伤处乘热滚擦，随滚随换，其病顿减，有起死回生之功。滚过鸡蛋埋入土内，不可使鸡犬误食。此苗人秘方也。无癞蛤蟆，用鸡亦可，不必食肝，终不如蛤蟆之妙。又方：先用纹银放脐上，再取燕子窝泥捣融，和鸡蛋煎成一饼敷上，冷则随换，数次即愈。"

《外治寿世方·卷一·伤寒·伤寒结胸停食》介绍了苗人治疗伤寒结胸停食的秘方。伤寒结胸停食，用"陈香糟（六两），生姜、水菖蒲（各四两），盐（二两）共捣匀。炒热为饼，贴胸前痛处，以火熨之，内向即去。如渴，任其饮水吃茶。大便利下恶物即愈。名糟蒲饼。伤寒发散未透，余毒积于经络，其症耳后红肿，头重体倦，名发颐。在腮曰穿腮……又赤豆、侧柏叶、鸡子清捣涂。又丝瓜烧存性，鸡子清调敷。又醋调壁土敷。"

四、畏鬼信巫、医巫一家——神药两解思想的存留

清乾隆四年（1739年）《乾州厅志》记载："疾病祭竹王，俗称白帝天王。"其卷四《红苗风土志》记载："乾州只有红苗一种，以其衣领、腰带皆红故名……少痘症，畏传染，不敢远行，畏鬼信巫。""苗地多产药饵，而苗有病多祭鬼，不服药，间亦有以药疗之者。"其卷五《风俗志》记载："农夫争土中色占水旱疾疫。"其卷十六《艺文》记载："灵巫一病迎（即病不吃药，唯迎巫觋）。"

清道光四年（1824年）《凤凰厅志》记载："疾病延医服药之外，惟祈祷是务。父母病则延老者，十八人牲牢为请命于神，谓之打十保护。童子病则延巫为之解煞，名曰扬关。"说明湘黔苗疆苗人用苗药治疗，其方法不是医方

书上所记载的，药名不同于中药，是用苗药，用药方有吞服（内服）或敷，即外敷疗法。

清代《苗防备览·风俗上》记载："苗中凡病必曰有鬼，延巫祈祷，酿酒割牲，约亲邻饮福，名曰做鬼，既祭之不愈，则委之于命。"

清代《古丈坪厅志》卷十记载："苗人畏鬼信巫，人病则曰有鬼，延巫祈祷，酿酒割牲，约亲邻饮福，名曰做鬼。既祭不愈，则委之于命，祭后插标于门，不许人入其家。若不知而入，谓惊其鬼，必勒入者偿其所费之数，复者如前后已。"

清代《松桃厅志》卷六记载："地居晨常上游，人多好巫信鬼，贤豪亦所不免，颇有楚风。"

苗家有祭祀习俗，分特祭和常祭。特祭中关于避祸的，如患病久治不愈而祈求痊愈的特祭，为死者的亡魂而祈求神灵解脱罪恶的特祭。常祭中的吃牯脏是为求免除弊病。

古代苗医学经历了2000多年的历史，从口碑传承到有文字零星记载，使苗族医药学得以继承。古代苗医学在远古神话医药学的基础上，在苗族药物学、临床治疗、预防保健等医学实践中又有新的发展。综上，古代苗医学形成于秦汉，发展于明清，复兴于近代。

第三节　近代苗医学思想的发展

近代苗族医药发展史是指从鸦片战争到中华人民共和国成立之前的百余年的苗族医药发展，这一百余年，既是苗族同胞受压迫最深重的时期，同时也是苗族医药得以较快发展的时期。其成就主要体现在苗医药从原生态田野文化及口碑文献，到出现在地方志书中，苗族医药理论框架逐渐显现出来，临床各科及治疗学得以不断丰富，卫生保健、武术强身彰显出苗医活力等。

一、西方医学传入苗疆

西方医学传入苗疆始于英国传教士来苗山传教。1887 年，英国基督教徒伯格理（1864—1915）来到中国传教。后来，他跋山涉水，历经艰辛来到毗邻黔滇的乌蒙山区黔北威宁石门坎传教。伯格理进苗寨、穿苗服、学苗语、讲苗话、住苗家，与苗家人同吃土豆、苞谷饭、荞麦饭。由于伯格理的友善与热情，当地苗民逐渐接近他，听他讲道，有的还接受洗礼，加入基督教。

短短的数年间，伯格理在大苗山创造了蜚声海内外的石门坎文明奇迹，创办教会、学校、邮局、西医医院，修改游泳池，成立足球队，从苗族小伙中培养足球运动员。1905 年，他在石门坎创办了第一所苗族小学，即后来的光华小学，开展中英双语教学。他从英国筹款，在以石门坎为中心、方圆几百公里的黔滇川边区，办了 120 多所小学。他与当地苗、汉民众一道研究，以拉丁字母为基础，结合苗族服饰上的花纹符号，创立了一套简明易学的拼音文字，这套苗文适合当时中国苗族社会的文化环境。他还用苗文编写了《乌蒙山区平民识字课本》，较为系统地在黔滇川边区苗乡开展扫盲活动，卓有成效地提升了苗族的汉文化水平。

乌蒙山区当时流行一种可怕的传染病——麻风病，这种病被当地苗民视为不治之症，地方官员下令将患者活活烧死，或驱逐到远离苗寨的深山老林之中，这些愚昧残酷的方法使患者得不到人道的救治。1914 年，当伯格理听到广西都督诱杀活埋麻风病患者的消息后，在报纸上愤怒谴责，并与英国一个麻风病防治组织取得联系，筹集来一笔资金。他用这笔钱购买粮食、布匹等生活用品，定期发放给附近的麻风病患者。1915 年，伯格理英年早逝。

四年后，继任者张道惠申请到一笔资金，在附近购荒地一块，建起了中国第一所麻风病医院。这家位于滇东北、黔西北最早的麻风病医院，很快就接收了威宁、昭通、彝良一带的几十名麻风病患者。

伯格理在贵州威宁石门坎数年，将西方的文化、医学知识传播给苗乡，还将人道、慈善的精神带给苗家。尽管教会医院能够治病，当地苗民依然崇拜鬼神。与此同时，在贵州威宁，在基督化的强制下，苗族的节日、习俗和固有的民族优良传统等，一概被弃，西方的洋节、洋礼拜等活动如过圣诞节、复活节、团体礼拜、婚丧礼拜等，占领了苗家生活空间。这些西方文化的传播，其实质就是文化的浸润、文化的侵略、文化的俘虏，实现西方对中国的侵略，最后只会将中华各族人民引向更加苦难的、水深火热的深渊①。

二、苗医临床医学思想的发展

清同治七年（1868年）刻本《永绥直录厅志》记载："古三苗地，夏《禹贡》荆州地域，商荆楚鬼方地。""苗人饮岩浆水，性寒，能解胎毒，无痘疹之患……苗中于水旱疾疫，亦知卜筮。"永绥即现在湘西自治州花垣县，是古苗崇山之地，是苗族聚居地，民间苗医多，遍地苗药。

清咸丰五年（1855年），贵州省黔东南张秀眉领导的苗族起义军中有苗医黄平、黄飘为起义军治刀伤和疾病的佳话。

贵州黎平苗医治毒箭射伤、毒蛇咬伤传为奇闻。

清光绪年间的《凤凰厅志》记载当地苗族药师用药外敷，取体内弹片等异物。

苗人用外治法治疗伤寒发斑，清代吴尚先（约1806—1886）在《理瀹骈文》中记载："发斑用铜钱于胸背四肢刮透，于伤处用蛋滚擦此，苗人秘法也。"

湘西知名苗族学者石启贵（1896—1959）从事苗学研究30多年。1933年，他与凌纯声、芮逸夫调查研究湘西苗族。此后，石启贵又深入湘西苗寨实地调查，收集到大量具有苗族特点的第一手资料，于1940年编写了《湘西土著民族考察报告》。该报告详细介绍了当时湘西苗族的历史、地理、经济、文化、生活、语言、民俗、医药、宗教信仰等，特别介绍了苗家的奇验医药。

---

① 石朝江，石莉. 中国苗族哲学社会思想［M］. 贵阳：贵州人民出版社，2005：151.

报告未在石启贵生前付梓问世，原稿存于档案馆，后于 20 世纪 80 年代中期出版。

这部考察报告所载资料基本上是 20 世纪三四十年代的苗族田野资料及馆藏文献资料。现将考察报告中有关苗医学的资料摘录部分，以证见当时的湘西苗医药情况。"土著苗族医生，苗谓'匠嘎'。苗药称'嘎雄'，大别之不外分内科、外科、妇科、儿科四种。偶染轻微之病，苗医一般不用药物，先用手推或铜钱刮，亦属有效。若推拿无效，倘不得已，方使用乡间土产草药。草药兼用木本、草本两种，少用市里药店之官药。因官药放存过久，正气散尽，性较平和，治难见效；纵见效而需日久。不如草药性质较烈，鲜药尤佳。故苗医治疗喜用鲜药，时间短而效速，人人乐用之。至于外科，苗医药疗效特好。常见落坎跌断手足者，接骨接筋，两用即愈。又有一种挑病法，一面用药服治，一面加以针挑，且可断根永不再发。"清末到民国年间，湘西苗疆的苗医药较为发达，苗族民间"少用市里药店之官药"。他们使用乡间土产草药（苗药），原因是"官药放存过久……治难见效……故苗医治疗喜用鲜药，时间短而效速，人人乐用之"。

苗医的传统外治法在临床应用较为普遍，如推拿疗法、刮痧疗法、挑治法等，现选外治方法治疗内病的验方几则如下：

红砂症　红砂症患者背部呈网状块，治疗先用冷水拍后颈窝，后用藕节煨开水当茶喝，即愈。外治法为针挑疗法，用针挑出旱烟管内的烟屎，再将针尖刺入患处，另用铁马鞭草煮水服之，即愈。苗医治疗红砂症采用内外兼治，疗效好。

霍乱　用盐半斤放锅内炒热，使其达到一定热度（约 60℃），分成两包，频熨肚上一小时，即愈。

疟疾（打摆子）　过江龙、小料花、轮郭草捣烂，用布包敷手腕处及头部上额门处，即愈。还可用朱砂、白胡椒和米饭捣烂，敷肚脐，即愈。

妇乳肿　用洋藿根兑酒糟，捣烂敷之，即愈。

小儿走胎　用雷公梗煎水，洗澡数次。

石启贵收集苗族民间治疗疾病药方数百例,分为内科、外科、妇科、儿科四种,其中内科二十七种疾病的验方五十二首、外科三十二种疾病的验方四十六首、妇科十种疾病的验方十八首、儿科六种疾病验方八首。

众多验方均体现了苗医内外兼治的特色,如在治十二时血穴救方中,注重发病时辰、时辰中血所入穴位:按子时血入心臆穴、丑时血入朝阳穴、寅时血入井泉穴、卯时血入山根穴、辰时血入无心穴、巳时血入风头穴、午时血入中原穴、未时血入蟾宫穴、申时血入凤尾穴、酉时血入并地穴、戌时血入肾根穴、亥时血入空井穴。苗医用时辰来考析病之根源,必须对症下药。

三、苗医外科学思想的发展

苗族医药在清末有了较大发展,有些医术也较为高明,如剖腹取胎、画水安胎等。清代《湘西通志·苗俗》记载凤凰县两头羊苗区的苗医吴老庚用催生方接生,还应用产后保健药捧捧药及产后中风药等。在苗族民间,相传用锅底灰、火炉或灶上之膛的烟灰冲阴阳水内服,有补益作用。这种阴阳水在孕妇产后,即婴儿脱离母体之后立即内服,服后要避免冷食物。这种保护产妇的药在苗族民间流传久远,其意为苗族妇女在怀孕期间休息时间少,生产后服保产妇药可补身体。《贵州通志》记载:"十九世纪末,松桃厅地甲司苗医龙老二,能为孕妇剖腹取胎,经治疗一月即告愈,曾轰动一时,传为奇闻。"

值得一提的是,苗族发明了坐式分娩法,这是一种比较科学的分娩方法。采用坐姿分娩,通过胎儿身体自重产生的下垂力和子宫的收缩力双重作用,与仅靠子宫收缩将胎儿娩出的卧式分娩法相比,能缩短分娩时间,降低难产率,有益于母子健康。《大众医学》《健康报》等做了推荐和报道,在上海、日本的一些医院也有使用,可以说这是苗族医学对产科的一大贡献。

苗族对产后的护理十分重视,认为妇女产后身体虚弱、婴儿入世适应力差都易染病,所以在生育后都会进行一些相应的药物护理。用药物煎水给妇女和婴儿洗身比较常见,满三天时洗身称为洗三澡,而后半月和满月时还要洗，认为这种方法能够预防皮肤病、风湿病和各种感染。如贵州省黔东南天柱一带的苗族妇女生育后，用清热消炎的老虎麻、枇杷叶、芝芝草及有活血化瘀作用的四方藤煎水洗，每天三次，连洗三天，能起到消炎止痛、加快伤口愈合、促进产后子宫复原的作用，即使会阴部轻度撕裂引起感染，产后护理亦能起到促进康复的作用①。

四、苗药学思想的发展

苗医学特别是苗族药物学发展史，在史料上所占篇幅较多，苗医在药物的应用上多用鲜药，少用陈（存）药，现采鲜用是苗医用药的一大特色。在药物的用法上，对内服药一般用煎、煮、熬等方法加工成药液。用药方法还根据所治疾病选用外敷、点眼、冲阴阳水、内服、外洗、药水煮、热熨法等。在苗药的采集加工时，苗医对特殊用药也采用特殊方法加工炮制，如汗渍法、煨制法、酒制法、尿制法、霜制法、雪水制法等。

五、苗医学预防保健思想的发展

苗族是很讲究预防疾病、健身强体的民族。早在秦汉时期，苗族先民就有用菖蒲、艾叶、雄黄、朱砂辟邪防病的习惯，代代相传。如每年端午节，苗家门上都要挂菖蒲、艾叶，用于辟邪。因菖蒲、艾叶具有芳香气味，可防蚊虫；还用雄黄酒洒在房屋内外，有的苗家还用朱砂粉洒于室内外，可防虫兽，苗民还会择时节用苗药煎水内服以预防时疫。在苗家山寨还有种风水林的习惯，苗族认为，人之所以生病是因为荒郊野外的各种精灵作祟。苗族的每个村寨都有村寨的祖先神灵守护，妖魔鬼怪不能从正门进入村寨，但如果村寨周围没有护寨林和茅草地，妖魔鬼怪就可以从旁门左道潜入寨内，危害村民。为了保护村寨的安全，每个苗寨都要集体维护本村寨的风水林和茅草

---

① 石朝江，石莉. 中国苗族哲学社会思想［M］. 贵阳：贵州人民出版社，2005：151.

地。苗族用神圣化的观念来维护村寨的生态环境，也维护了苗山的生物多样性，其实也是预防疾病的重要措施之一。

《凤凰厅志·风俗》记载："惊蛰先一晚，各家用石灰画弓矢于门，复撒灰于阶，以驱除毒虫。""端午节悬蒲艾，谓之辟邪往来，馈送角黍，并饮雄黄菖蒲酒，近河者竞渡龙舟。""清明时插柳于门，簪柳于首，去兔蚤毒辟瘟。""三月三日，男女簪地米菜花于首或采花悬之于壁，干后放于灯油盏内，夏日可驱巨虫。""十五日择吉日，用竿缠竹叶扫除屋舍，曰打阳光。"

凤凰苗乡《款规》中专门订有防病条款，要求苗胞守款规，讲卫生。如第十五条规定："所有款员，都要保护环境卫生；凡倾倒脏物，祸及他人者，罚钱以赔偿损失；凡带病串门，殃及他人者，罚钱以根治其病；凡在饮水井中洗猪菜、人菜者，罚钱五吊；有劳力者不按时参加洗刷水井者，罚钱一吊。""麻风病等不得在村内居住。"可见苗医不但注意环境卫生的保护，防止病从口入，而且注意传染病者的隔离问题，即把预防分成未病先防和已病预防传染两个方面。比如凤凰县苗乡人民为保证饮水清洁，常把井建成三连井，以分开饮用水、洗菜水、洗衣水。夏天走长路、上山劳动，可带点大蒜子、百味连、盐巴之类，以防中暑；冬天可吃些生姜、辣椒、花椒之类，以防感冒；医生为老鼠症或霍乱症患者看病，可预先吃马蹄香。黔东北苗族有口含药物防风湿病的习俗，黔东北印江自治县格棒苗寨、罗鬼寨、岩山寨等苗家山寨的苗民，很少患风湿病。当地苗家有节日口含药物的习俗，如接龙节、十月苗节、三月三、跳花节、吃新节等苗族节日，无论大人、小孩都要口含当地生长的一种名叫苦藤的苗药。苦藤是当地苗医用于治疗关节疼痛的苗药，在黔南、黔东北苗族民间还流传着"苗族一大怪，苦藤当糖块"的民谣，说明苗族世代有用苦藤防治风湿痛的习俗。出痘麻的小孩，大人不要抱出去走门串户。秋冬易染伤寒，不要在露天休息；春夏好发疟疾、痢疾，要注意饮食卫生等。

在预防保健上，苗家对武术强身很有研究，以武健身。苗家武术套数较多，一般先习拳术，后习棍法，再习刀、钯、叉、流星、鞭等。在湘西苗族民间流传有七十二手拳术秘诀、三十六拳术秘诀、十八大手拳术秘诀、九大手拳术秘诀、三大手拳术秘诀、三十六手棍法秘诀、神拳十二套、八合拳要法、神棍十套、神打秘诀等几十套武术武功秘诀。苗拳、苗功是强体健身的重要体育活动，对增强体质、预防疾病、健康长寿都具有重要作用。

六、苗族神药两解思想的延续

苗家巫师、巫术及巫医对苗医学思想、医药文化、医学理论、医技医术、药物与治疗等的传承起到了桥梁作用。从古代的巫文化传衍而来的巫医结合的苗医，千百年来在苗族民间为苗民防病治疗做出了贡献。

（一）迷喇、端公禳鬼除病

杨昌文、吴正彪在谈到贵州短裙黑苗的宗教信仰时，说黑苗鬼师有为人医疗的职权：疾病在民众看来，都是魔鬼作祟，把魔鬼驱逐了，疾病自然会脱身的。如果疾病是轻微的话，那家中人自己焚香烧纸，也许野鬼就被逐出。如果犯了重病，那定是大鬼为虐，那须得请鬼师出来，杀了牲畜，使用咒法，才能达到目的[①]。

陈国均在《贵州安顺苗夷族的宗教信仰》中对苗夷族巫及病鬼做了详细论述：安顺本地之巫觋名称，汉苗夷皆同，男子称鬼师（又称端公），女子称迷喇（又称迷婆），皆司祈神祀鬼之职，担负神与人间之沟通工作，人咸敬之。祭祖丧葬等事尤须由鬼师到场主持。每一集居地之苗夷各有鬼师一二人，各种技术均幼时从师学习，常将术语咒诀等用汉字注音，录成经典，转相传授。鬼师大都务农，行鬼实为副业。因行鬼略有酬报，借此亦可稍补其经济上之不足。苗夷凡逢疾病，皆以为系恶鬼作祟，迷喇之职务，即专为人退鬼，

---

① 杨昌文，吴正彪. 贵州少数民族妇女问题研究 [M]. 贵阳：贵州民族出版社，1995：7.

以却疾病，有病时当即请其来家驱鬼。在场集上，亦可常见此种女子，为人包围，询问求治医卜。迷喇之技术不若鬼师之广大，故仅医治小病，若遇严重病症或丧葬等大事，则须请鬼师主持。

病鬼，因苗夷信鬼，一遇有病，即以为受鬼作祟，不知请医服药，唯延请迷喇禳解。迷喇概系老妇，请到家后所请之神即附其身，口告病人系受何鬼作祟，须采办何种物品以解除之。鬼之名称繁多，解除之方法，亦迥然不同。兹据调查所得，列举鬼名及解法如下：

家神鬼　路遇族人之鬼魂，即腹痛如绞。用一碗饭和水、十二张纸钱置于米筛上，送出朝门之外（即寨门外），弃之于地，病者可愈。

缩头鬼　在山坡上逢此鬼后，人会呕吐不止，解法同家神鬼。

兀条虫鬼　逢此鬼后，人全身发冷及呕吐，用纸钱并稻草制成一条虫形，弃诸寨外三岔路口，病者即愈。

落水鬼　逢此鬼后，人常觉腹痛，用一碗饭和水中插一炷香，扑于寨外道路上，病者可愈。

吊死鬼　逢此鬼后，人心畏涨痛，解法同家神鬼。

豺狗鬼　在田间劳作，忽觉腹痛难忍，系逢此鬼所致，可用泥土一团捏成狗形，由病人送至远处抛弃，腹痛即止。

无头鬼　行至三岔路上，如所携孩童忽号哭不止，即系遇到此鬼，可用水一碗，中置竹叶一张，送至三岔路口，可止号哭。

老鹰鬼　在寨外或田间行走，忽觉周身轻弱肿痛，可用一小鸡，盘绕病者头顶数次后，再行送至远处，病者可愈。

龙尾鬼　在田间行走，忽觉双脚酸痛，即系此鬼作祟，可用花纸剪成一旗，持旗绕行寨前之田间一周，酸痛即止。

树神鬼　逢此鬼后，人周身发痛，可用头刀肉一块、茶一杯、饭一碗，送至寨中树神处，祭后其病可愈。

水牛鬼　逢此鬼后，人觉腹胀，可用一碗糠灰，送出寨外即愈。

土神鬼　逢此鬼后，人会呕吐不已，解法同水牛鬼。

酒鬼　逢此鬼后，人感觉头脑昏晕，用三张纸钱烧于屋外即愈。

母猪鬼　逢此鬼后，人会周身发热，可用一对蜡烛、香数炷，插于门边即愈。

（二）画水巫术

苗巫师画水在苗区比较普遍。1933年，凌纯声、芮逸夫赴湘西调查苗族，实地调查了凤凰、乾城（今吉首市）、永绥（今花垣县）三县苗疆的现状，后来写了《湘西苗族调查报告》。

该报告对苗族巫术做了专题记述，特别是画水巫术治疗六种疾病：将军水治忽然昏倒的急症，鸬鹚水治饮食不慎骨鲠在喉，雪山水治灼伤皮肤，隔山水治隔一山跌伤或砍伤者，担血水治人受伤血出不止，封刀口水治刀伤。

画水的咒语，可分为请师父的口诀、画水的口诀。

苗医画水疗法，主要用于止血、止痛、接骨、退烧、止寒、安胎、驱邪等。

（三）苗家椎牛，求神灵保平安；苗家打猪，求神灵除疾病

苗族椎牛、打猪祭祀祖先，求祖灵除疾病、保平安，苗族椎牛是祭祀远祖，打猪是祭祀近祖。

椎牛活动在湘黔边区一带苗族地区较为流行，在明清以来的地方志书中多有记载。

清光绪十八年（1892年）刻本《凤凰厅续志·卷十六·杂述志》记载："查厅属苗民质本愚顽，性犹畏神，凡遇灾眚疾病，即延请巫师，毕集邻亲，各执刀椎，将牛只牵至神前，众刀齐刺，以图禳解，砍牛倒地为占验。如牛头向外，则又群焉啼哭，谓鬼不享祭，病将不起。"

《保靖县志》记载："（苗）遇疾不求医，延巫求祷，叩许椎牛，即病愈杀酬神之谓。其始也，集男女于庭，伐鼓鸣锣，通宵达旦，名打猴儿鼓，以

求病者速愈。病愈之后，择日酬神。"以椎牛来占验疾病的转归，是苗族地区传统的宗教信仰习俗，是古代崇尚血祭的遗风，血祭是祭祖的形式。苗族的椎牛祭祖活动，各地形式不一，在多种椎牛形式中，有两种仪式是普遍存在的：一是模拟性仪式，二是纪念性仪式。祭祀中少不了巫经，按其内容分为两大类：一是对鬼神的祈祷之辞，称为祈辞，另一类是苗族历史的直接陈述。在贵州黔东南一带，苗族还有鼓藏节的盛大宗教祭典，即杀牛祭祖，众食肉。为防食肉过量中毒，苗人会先服药（杀牛前用水送服配用好的药粉），这是古代传下来的秘方，其主要药物有地锦草、苦参、地苦胆、金樱子、青木香、淡竹叶、小龙胆草、水黄花、鬼针草、风轮草、三百棒、槟榔子、刺藜、木姜子、苦楝子、吴茱萸、茵陈、千里光、隔山消等①。苗家椎牛或鼓藏节等大型祭祖活动，都是杀牛祭祖的血祭活动，除了祭祀祖先外，还与医药有密切关系。

苗族打猪祭祖，在湘西凤凰苗区也称为送猪祭祖。其缘由是家中有人久病不愈，或因诉讼无法了结，为求诸祖庇佑，才举行打猪法事②。苗族打猪祭祖活动的动机与椎牛相同，一是保佑平安，家道兴望；二是消除病灾和不顺心的事。苗族打猪祭祖与椎牛一样，若先许了愿，如家中有了病人，吃药久治不愈，便到市场里买一头小公猪，在碗柜前烧纸焚香，同时剪一点猪毛在纸钱中焚化，主人抱着小猪对碗柜磕头祈祷，求祖灵保佑消除疾病，保证事后一定打猪谢恩③。祭始祖猪的原因，是每染疾病，未加思索，就认为是尤公神灵作祟。主人便在屋内火坑的西边烧香化纸，跪拜，许愿，即以花偾猪、雄鸡各一只预许献给始祖神灵。病愈后，即择吉日敬献④。

苗族椎牛、打猪祭祀活动，应属特祭，如患病过久祈求痊愈、为死亡者的亡魂祈求神灵解脱罪恶。

---

① 凌纯声，芮逸夫. 湘西苗族调查报告［R］. 北京：商务印书馆，1940：193-198.
② 张应和. 苗乡探奇［M］. 成都：四川民族出版社，1994：39-41.
③ 杨元龙. 榕江县高田乡苗族吃牯藏追记［J］. 苗侗文坛，2004（47）：13.
④ 凤凰县民族志编写组. 凤凰县民族志［M］. 北京：中国城市出版社，1997：89.

七、近代苗医学思想的主要特点

苗医学经过秦汉、唐宋及明清几个主要发展时期，到了近代从理论到临床都有了较大的发展，主要体现在以下几个方面：

一是苗族医药史料出现在各地的地方府、厅、县志书中。这些医学史料虽然零星散在，但稍加收集和归类，就能理出苗医学的理论框架，如在临床学科的分类上，分为内科、儿科、妇科、外科；在临床治疗方法上，有内治法与外治法两大疗法；在药物的应用上，"苗医治疗喜用鲜药，时间短而功效速，人人乐用之"，主张用当地鲜药，"少用市里药店之官药"；在治疗上，苗医问病首先注重发病时辰，如治疗十二时血穴疗时，就主张按发病时间对症下药；在临床应用中，总结出不少有效验方、单方，为苗医方剂学奠定了基础。

二是按病名将临床疾病进行分科。内科有咳嗽、蛊病症、红砂症、乌鸦症、疝气、红便、伤力劳、青蛙症、霍乱、疟疾、飞蛾症等，妇科有奶痛、乳蛾、月经不对、白带、妇女不孕等，外科有黄瓜瘤、羊瘤、吹口疮、吊肛、瘩疮、九子痒、虫疮、耳烂、水毒、火疤、痔疮、外风、牙虫、蛇伤等，儿科有小儿麻痘、胎毒、小儿惊风、走胎等。

三是苗医外治法在临床上广泛应用。苗医传统外治法有手推（也称推拿）疗法、铜钱刮法（刮痧疗法）、挑刺疗法、外敷疗法、热熨疗法、烧灯火疗法、麻刮法、碗针放血疗法、外洗法、药浴法等。

四是苗医用药用鲜不用陈以保证药效。苗医用苗药治病，主张用新鲜药，不用药店存放过久的陈药，说是药物"治难见效"。

五是苗医用药方法独特。在内服苗药的加工上多用煨药法，煎煮熬药的方法也较为常用，对慢性风湿疼痛、腰腿痛多用酒泡制方法。对新鲜苗药治疗外伤，如虫、蛇咬伤的用鲜药捣汁外洗或外敷捣烂。苗药还有冲阴阳水法、嘴嚼法、外洗法、药水熏法、药汁点服法、冲服法等。

六是在苗医外科、妇科手术方面有较大发展。清朝末年，湘黔边的湘西凤凰县和贵州松桃等地苗医能用手术方法剖腹取胎,以保母婴平安,这是苗医外科学的一大发展。

七是在预防与保健方面有较大发展。苗医提倡多参加劳动,生活有规律,不要暴饮暴食,起居有常,崇尚武功,强体健身,预防疾病。

八是医德高尚。苗医看病有求必应,随请随到,不计较报酬。苗医为民诊病,忠心耿耿,全心全意。他们认为为民治病不要讲钱米,救人生命是大事,是好事,是积德。

九是巫医或苗巫师施巫术治病在民间仍然流行。苗巫在遇疾不求医、延巫求祷的湘黔苗疆施以巫术治疗或求祖灵除疾病、保平安,苗人喜接受,如画水治疗、椎牛、打猪祭祀祖先以求平安等。

第四节　现代苗医学思想的创新

现代苗医学思想是指中华人民共和国成立以来取得的新成就、新思想,是经历数千年的早期萌芽、古代形成、近代发展这一漫长过程,在不断的发展中而创新的新思想与新理念。这一时期中国苗医学全面继承和大发展,可分为前期的中国苗医药抢救、发掘、继承时期,后期的苗医学思想的发展与创新时期。

一、苗族医药的继承

中华人民共和国成立后,党和政府十分关心民族卫生事业的发展,制定了许多发展民族医药工作的方针和政策。1951年,国务院制定的《全国少数民族卫生工作方案》指出:对于用草药土方治病之民族医药,应尽量团结与提高。从20世纪50年代起,贵州省、湖南省湘西等苗族地区就开展了民族医药的调查工作,并在调查研究的基础上,进行苗医药的临床应用等工作。

1953年9月,贵州省组织编写了《贵州民间草药验方录》。1956年,贵州省卫生厅编写了《贵州中医验方秘方》1、2 册，搜集整理民间方药 3496 个，其中包括苗族民间方；1958 年，编写了《贵阳市中医草药民族医秘验》第 1 集。当时在贵州各地收集民间验方几万首，编写成书的有 60 多种。其中影响较大、最具代表性的有袁家玑老中医主编的《贵阳民间药草》，书中记载 126 种药草，杨济中、杨济秋编写的《贵州民间方药集》，书中记载药物 400 余种、验方 600 余首。上述两部著作均由贵州人民出版社出版。贵州省中医研究所多次深入苗族民间，走访 100 多名老苗医及其他民族医生，广泛收集苗医秘验方，并采集药物标本 5000 多份，进行了系统研究；1958 年，科研人员对常用苗药草花、刺柏、忽布的活性成分进行抗结核研究。

20 世纪六七十年代，是苗族医学继承的热潮时期。贵州省在"一根针、一把草"的活动中，开展中草药调查和临床应用。1969—1971 年，《贵州草药》（两集，载药 1000 种）及《贵州中草药验方选》（收载民间验方 495 个）出版，《常用中草药手册》《中草药资料》等书籍及内部印刷品被编印。1972 年，《贵州中草药新医疗法展览资料选编》出版。以上这些成果是对苗族医药的最好继承。

在临床及实验研究方面，20 世纪 70 年代初期，贵州省中医研究所对民间收集的 60 多种具有抗菌、消炎、清热、解毒、活血、止痛、止血、抗风湿的中草药（包括苗药）进行实验研究，筛选有效成分进行临床验证，并取得较好效果，如研究了洋金花注射液的镇痛作用、八角枫治疗风湿、虎杖治疗肺炎、岩白菜治疗慢性支气管炎等[1]。

湖南省湘西苗族医药的继承工作也在有序地进行。1957 年 10 月，湘西成立民族医联合诊所 60 所、中医和民族医联合诊所 11 所，吸收了 216 名民族医药人员参加诊所工作[2]。1959 年，由州卫生行政主管部门组织全州民族医、

---

[1] 谭学林. 贵州苗族药开发应用简史 [J]. 中国民族民间医药杂志，2001 (49)：68-69.

[2] 湘西自治州《卫生志》编写组. 湘西土家族苗族自治州志 [M]. 合肥：黄山书社，1993：113-127.

草医开展中草药采集及献方献技活动，广大民族医药人员将家传和师传的验方、单方、医技献给国家。《中医验方集锦》编印，其中有苗医滕九耀的治疗蛇伤验方、龙玉六的蒸气疗法治疗水肿病等经验方。1963—1979年，滕九耀、秧时雨、石把志、向道文、刘开运、龙巴成、姚祖贞、张竹山、滕树彬、熊兰村、周连通、杨光昭等苗医，被评为湘西州名老中医药人员。湘西自治州苗族教师刘开运自幼酷爱苗族医术，继承了祖传苗医推拿手法，在医疗、教学中不断创新，提出"补肝易动风，补心易动火"的学术思想，主张"肝只清不补，补心必加清"等新理论观点。他将苗医推拿方法整理归纳为推、揉、拿、按、摩、运、搓、摇、掐、捏十种手法，这些手法被国内推拿学术界称为刘氏十法[1]。20世纪70年代，刘开运同方丽群合作，将推拿方法进行系统整理，编写了《小儿推拿疗法》一书，并于1978年由人民卫生出版社出版，该成果获得湘西自治州科研成果奖，刘氏小儿推拿方法在1988年6月被拍成电视教学片《推拿奇葩》。目前，刘开运创立的苗医小儿推拿技术被称为刘氏小儿推拿，在学术界誉为国内小儿推拿三大学术流派之一。刘氏小儿推拿技术在国内得到广泛推广应用，还被列为湖南省非物质文化遗产项目代表名录，并确定刘氏小儿推拿项目的代表性传承人。近年来，一些高校开展刘氏小儿推拿教学课，建立传承工作室，对刘氏小儿推拿技术进行文献研究及技术规范。吉首大学医学院李中正博士等编写了《苗医小儿推拿学》，湘西自治州民族中医院还组织专家研究制定了苗医小儿推拿技术规范。通过科研教学、临床推广应用等一系列有效措施，苗医小儿推拿技术得以较好地传承。

这一时期，各地苗族医药的继承工作从药物资源调查，民间单方、验方的收集，到一根针、一把草的临床应用，以及开展部分有效成分的实验室筛选工作，都取得较好成效，起到很好的继承作用，也为之后苗医学的发展和提高打下基础。

---

[1] 湘西自治州《卫生志》编写组. 湘西土家族苗族自治州志[M]. 合肥：黄山书社，1993：113-127.

二、苗医学的发展与提高

新时期我国苗医学的发展与提高,是在改革开放以来的 40 多年里,苗族医药在经过发掘、整理、总结和继承以后得到较大发展,苗医的学术水平和学术地位提高了,苗药的研究开发更是取得了重大突破,使苗医药成为我国当今最具活力的民族医药之一。

党的十一届三中全会以来,党和政府非常重视民族医药工作,把民族医药工作列入党和政府的议事日程。从 20 世纪 80 年代初开始,各地加强苗族医药的发掘和提高工作。1984 年,全国第一次民族医药工作会议召开,制订了我国民族医药发展规划,对我国民族医药发展的基本方针、主要发展目标、主要任务和措施做了具体要求。会后,各地按照发展规划制订民族医药相应措施,加快了民族医药的发展。苗族医药同其他少数民族医药一样,在继承中发展,在发展中提高,在提高中创新,具体表现在以下方面:

(一)开展民族医药调查

1985 年以来,各地开展了民族医药资源的普查工作,旨在基本摸清苗族医药人员、苗药资源、苗医药文献资料、苗医特色方药和医技疗法等。

1985—1988 年,湘西自治州对所辖 10 县市民族医药情况进行了全面调查。此项工作分两步走,一是 1985—1986 年开展医药人员调查,二是 1986—1988 年开展药物资源普查。通过对医药人员及药物资源普查,基本摸清了全州当时的民族医药情况。全州共有民族医药人员 1850 人,其中苗族医药人员 600 人,占 32.43%,主要分布在凤凰县(198 人)、花垣县(106 人)、吉首市(91 人)、古丈县(55 人)、泸溪县(46 人)、保靖县(45 人)。

湘西药物资源普查工作于 1988 年结束,收入《湘西州中草药资源报告集》中的药物 1835 种,其中植物药 1665 种、动物药 147 种、矿物药 23 种,用苗语记音的中草药品种约占 1/3。蕴藏量分别为:植物药 20 万吨、动物药 50 万公斤、矿物药 150 吨。

湘西自治州在民族医药的调查中，收集到民族医药文献资料（含手抄本）17 本、苗医单验方 500 余首。调研人员对调研资料进行文献整理，梳理出湘西苗族医学理论体系框架，总结了湘西苗医临床经验等，使湘西苗医从千百年口耳相传的口头医学，上升为文传医学。湘西自治州民族医药研究所组织苗医科研人员编写了《湘西苗医》，将中国东部苗族医药基本收入其中。该书的主要特点体现在以下八个方面：

一是以一分为三的苗族生存哲学为指导，认识人体、疾病和药物。

二是在疾病的诊断上注重望、听、问、号、摸、讲六法。苗医将诊断方法归纳为：一视身，二察色，三观脉象，四号脉；一观神态，二察色，三视男女当有别，四询年龄看四季，五取手部细号脉，六要细问再触摸，百病疑难有窍诀；小儿疾病最难明，仔细观察指上纹，根赤定是阴格事，根青必为水相会，血到力功实难救，纵是名医枉费心。

三是在治法上，苗医将其归纳为三种，即内治法、外治法、内外兼治法。

四是在药物的性能和分类上，有按药物分类的如冷性药和热性药，按气味分酸、甜、苦、辣、咸、麻等，按功能分类如嘎本是专治兆本的药物（消化不良药）、嘎湘是专治跌打损伤的药等，按用法分类即内服药、外敷药等。

五是在药物的炮制上，有汗渍法、尿制法、霜制法、酒制法、焙制法、煨制法等。

六是传统外治法，苗医的外治法很多，较为常用的有蒸气疗法、气角疗法、刮痧疗法、灯火疗法、外敷疗法、火针疗法等。

七是奇治法，利用巴代的画水、画符、念咒等神药两解方法为患者治病或消灾疾，如小儿取吓、画水接骨、取疱疮等。

八是湘西苗医的医学特点为四个一家，即巫医一家、武医一家、医药一家、医护一家。

贵州省对苗族医药的调研，从 1981 年开始的民间草医药调查，到之后的民族医药调查，历时五年，多次深入调研。调查认为贵州省民族医药有一支庞大的队伍，全省有民族医药人员 1.6 万人。据调查，黔东南州共有民族医药人员3969人，主要是苗医和侗医。在苗族的特色上，贵州松桃一带苗医认为苗医药历史悠久，是千年苗医、万年苗药。黔东南州的陆科闵整理出苗医的二纲（冷病、热病）、五经（冷经、热经、半边经、哑经、快经）、三十六症和七十二疾的苗医理论。松桃苗医有二纲（冷病、热病）、两病（冷病热治、热病冷治）、三十三临症、四十九翻、十丹毒、六疗六癀等苗医理论。

贵州苗医的诊断方法有望、问、听、嗅、脉、摸、弹、蛋八种，脉诊有三关脉、五指脉、上马脉、下马脉、昆仑脉等几十种。苗医治法特别是传统外治法，有针挑、弩药针、硫黄针、履蛋、放血、天泡灸、烧药火、扑碗灰、艾灸、刮痧、打灯火等数十种。

关岭县是苗族居住区，苗族医药资源丰富，是贵州省民族药市之一。1983年，贵州省有关部门对该县药用植物进行普查，收集到民间单验方6000多个、药物标本1000多种，编印了《关岭民族药物志》。关岭县是贵州有名的民族医药之乡，每年有一两千民族医药人员远走他乡，足迹遍及大江南北。他们为民治病，治愈了不少疑难病症，赢得了不少声誉①。关岭民族医药人员在治疗方法上，除配售草药外，尤其重视外治法，其中有推擦、放血、火针、硫黄针、糖药针、拔火罐、膏药、挑筋及外敷等民间医古法②。

1984年，贵州省松桃苗族自治县对本地苗族医药进行调查，其中4个苗族聚居区有苗医934人，平均每千人口有4个苗医。松桃苗医是贵州东北部苗医最具特色的一支，也是中国三大苗医文化圈之一的东部苗医文化圈的重要组成部分。松桃苗医的主要特点为：疾病诊断有看、嗅、听、问、拿五诊法③。疾病多以形象命名，如麦子症、米黄症以植物命名，男色症、缩阴症以人体器官命名，铜痘、铁痘以矿物命名，公鸡症、蛇症、鼠症以动物命名等。

---

① 贵州省中医研究所民族医药研究室. 贵州民族医药调查情况汇报［J］. 卫生信息与管理，1986（4）：59-62.

② 杨济中. 关岭民族医药现状［J］. 卫生信息与管理，1986（4）：72.

③ 唐永江. 松桃苗族医药情况报告［R］. 卫生信息与管理，1986（4）：82-85.

民间还有三十六经、七十二症、四十九翻症、十丹毒症的疾病分类，治疗方法上有内治法，还有外治法，如抽箭法、针刺法、画水法。抽箭法是湘黔边界苗医的传统外治法之一，主要用于治疗中箭致病。苗医认为有致病箭，苗族民间传说致病箭有三十六支、七十二支、一百零八支箭，分为阴箭、阳箭、天箭、地箭、月箭、年箭等。中箭后症状表现为放射性牵痛。治疗中箭疾病除用药外，还要用手法抽箭，一般抽三十六手，有的抽七十二手、一百零八手。

广西壮族自治区融水苗族自治县有苗医56人，占全县民族医药人员总数的37.37%。该县苗医治疗疾病的方法有药物熏洗、药物煮沸淋洗，还有针、刮、推、按、拔、断穴、火灼等方法。安陲乡苗医贾德忠、云忠祥用药物煮沸成汤，直接淋洗疗治发疯症，取得较好疗效。

湖北省恩施土家族苗族自治州经调研发现有民族医药人员455人、收集单验3319个、药物标本1000多种、民族医典籍手抄本23种（本）。这些资源包括当地苗族医药人员资料以及药物资源、医学资料，如手抄本《苗医顺口溜》中记载了苗医的理、法、方、药等资料。

在云南的马关、屏边、蒙自、禄劝、文山，重庆的黔江、彭水、秀山、西阳等地区，苗医的队伍十分可观。除了固定的行医摊点，每逢赶场之日都有众多苗医沿街行医卖药，而业余行医者多在家中为村寨患者解除病痛，成为农村医疗保健中不可忽视的力量。

我国苗医学研究从20世纪80年代初期开始，各地将其作为科技立项进行研究，一些科研院所立项以及科研人员自选课题，对苗医药进行系统研究，如湖南省1987年批准立项的"苗族诊断和治疗方法研究"、湘西自治州的"湘西苗族医药整理"等。而后，各地苗医药科研纷纷立项，通过多层次、多途径的申报获得各级科技主管部门的资助，其中包括国家中医药管理局立项资助项目，省、自治区中医药管理局的立项资助项目、省教育厅的科研立项资助（高校）等。近几年来，国家对苗族医药科研立项的资助，强度更大了，级别更高了。2001年国家中医药管理局设立专项资助项目，其中包括民族医药文献整理项目、民族医药专科专病建设项目，获得资助立项的有民族医药文献整理项目《中华本草·苗药卷》。2002 年，国家中医药管理局设立了全国民族医药专科专病建设项目，第一批 14 项，其中有关苗族医药专科专病建设项目有：湖南省湘西自治州民族中医院承担的苗医土家医结肠病专病建设项目，湖北省咸丰县民族医院承担的苗医土家医风湿病专科建设项目，贵州省黔南自治州中医院承担的苗医皮肤病专科建设项目。这些专科专病项目于 2006 年通过国家中医药管理局验收，各所立单位成为全国重点民族医药专科专病单位。

在苗医的研究中，取得了一批科技成果，其中部分成果获得政府的科技成果奖励。湖南省湘西自治州获得苗医科技奖励的项目有：由凤凰县欧志安研究完成的《湘西苗药汇编》《湘西苗医初考》，均获湘西自治州科技成果奖；由湘西民族骨伤科医院（现为龙山县红十字民族骨伤科医院）与湘西自治州民族医药研究所张东海、张立、田华咏、瞿显友完成的《苗医正骨方法及柏林接骨散治疗骨伤疾病研究》成果，获得湖南省中医药科技进步奖和湘西自治州科技进步奖；由凤凰县民族中医院龙玉山、欧志安、张继德等人研究完成的《苗医外治法研究》成果，由龙山县民族骨伤科医院与湘西自治州民族医药研究所张东海、田华咏等人研究完成的《湘西苗医正骨技术整理研究》，均获湘西自治州科技进步奖。

贵州省苗族医药研究也取得多项成果并获奖，如贵州省铜仁市《松桃苗医药基础理论研究》成果，获铜仁市科技进步二等奖。

40 多年来，各地对苗族药物研究从资源到开发做了大量工作，取得了显著成绩。目前，有 2000 余种苗药载入各地苗族医药专著，还有一批苗药进入国家药典。收入《中国民族药志》第一卷（1984 年出版）中的苗药 40 种，第二卷（1990 年出版）中的苗药 30 种；收入《苗族药物集》（1988 年出版）中的苗药 165 种；收入《湘西苗药汇编》（1989 年出版）中的苗药 500 余种；收入《贵州民族药物集》（1989 年出版）中的苗药 91 种；收入《苗族医药学》（1992 年出版）中的苗药 340 种；收入《贵州苗族医药研究与开发》（1999 年出版）中的贵州地方标准苗族药材 165 种；收入《中国苗药彩色图谱》（2001年出版）中的苗药360种。2003年，贵州省食品药品监督管理局制定《贵州省中药材、民族药材质量标准》，收载药材420种，其中除续收载的235种外，新收的185种大多是常用的苗族药材。《中华本草·苗药卷》和《中华本草·苗药卷彩色图谱》收入苗族药材391种，附彩图400余幅。2006年出版的《湖北苗药》收载苗药397种，2005年出版的《风湿病苗药本草荟萃》收载苗药193种，2005年出版的《苗族医药学》收载苗药330种，2006年出版的《苗族药物学》收载苗药4351种，2007年出版的《苗家实用药方》收载常用苗药367种（附别名录中），2007年出版的《苗医正骨》收载治疗伤科疾病的苗药210种。在几部待出版的苗医药专著中，如滕建甲、黄爱辉编著的《实用苗药》，收载苗药近900种。

（二）研究与开发苗药

我国苗族药物的研究与开发工作，始于20世纪90年代，各地纷纷对来源清楚、疗效确切、具有科研价值的苗药进行研究与开发。苗药的开发以贵州省为龙头，从1993年开始，贵州省卫生厅根据《关于制定民族药部颁标准的通知》的精神，对使用历史悠久、疗效确切的苗药及其秘验方制剂，从处方来源及依据、组方药物与基源、名称及命名原则、制剂工艺研究、质量标准研究、稳定性研究、药理学研究、毒理学研究、临床验证研究、功能与主治、用法与用量等各方面进行科学的评价。在大量民族民间秘验方中筛选出近200个以苗药为主的民族药成方制剂，经批准作为贵州地方标准予以生产并走向市场。《贵州省药品标准》1994年出版，为贵州省民族药品的生产、供应、使用及监督提供了法律依据。在2003年地方标准升为国家标准的过程中，有154个苗药品种成功上升为国家部颁标准，成为有自主知识产权的国家级药品，使苗药在全国的影响进一步扩大。

（三）开展苗医药研究

新时期的苗族医药学术研究取得了丰硕成果，主要体现在以下几个方面。

1. 收集整理、出版了多部苗族医药专著

湘西自治州凤凰县欧志安于1984年在中南民族学院学报自然科学版发表的《湘西苗医初考》，约5万字，分上、下两篇，上篇考证苗族医药历史，下篇介绍苗族医药部分。这是我国现代苗族医药历史研究最先公开发表的论著。

1989年，由欧志安编著出版的《湘西苗药汇编》，收录湘西苗族药物500余种。

1995年，田兴秀、关祥祖主编并出版了教材《苗族医药学》。

1987年，贵州省黔东南自治州陆科闵出版的《苗族药物集》，收载苗药165种。

1992年，贵州省中医研究所陈德媛教授等出版的《苗族医药学》，共42.6万字，是我国第一部苗族综合医药学专著。

1999年，贵州省卫生厅包骏、中医研究所冉懋雄教授出版了《贵州苗族医药研究与开发》。该书共80万字，分上、下两篇，是我国第一部关于苗族医药研究与开发的专著。

2002年，江毅主编的《中国苗族药物彩色图集》出版。

2004年，湘西自治州花垣县田兴秀出版了《三本论——苗族生成哲学精髓解析》。

2005年，麻阳苗族自治县滕建甲等出版的《苗家养生秘录》，共五章，27万字，是我国第一部苗家养生学专著；贵阳中医学院邱德文、杜江主编的《中华本草苗药卷》《中华本草苗药卷彩色图谱》出版，这是由国家中医药管理局立项，列入《中华本草》系列专著的重要著作，是苗药基础研究与总结的标志性成果；湖北省咸丰县祝均辉主编的《风湿病苗药本草荟萃》出版，收载苗药193种，选用专科方剂378首。

2006年，湖北省咸丰县彭再生、祝均辉出版的《湖北苗药》，共41.4万字，收载苗药397种，较为系统地介绍了鄂西南苗族民间常用苗药来源、性味功能、主治、民间验方等；贵州省松桃县唐海华主编的《苗族药物学》出版，43万字，收载苗药435种；贵州黔东南州陆科闵、王福荣主编的《苗族医学》出版，140万字，分三篇，上篇为概论，中篇为苗医病证，下篇为苗族药物。

2007年，湖南省麻阳苗族自治县中医院滕建甲、黄爱辉主编的《苗家实用药方》出版，93万字，收载苗家各种药方近首；湘西自治州张东海、田华咏编著的《苗医正骨》出版，22.6万字，系统地介绍了湘西苗医正骨的传统手法技巧及临床经验；杜江、田华咏、张景梅主编的《苗族医药发展史》出版，约8万字，作为高校苗医专业教材使用；贵阳中医学院胡成刚主编的《苗药资源学》出版，40万字，作为高校苗医专业教材使用；贵阳中医学院杜江、张景梅主编的《苗医基础》出版，23.6万字，作为高校苗医专业教材使用。

在其他综合性民族医学著作中，也收录了苗族医学。1995年，长春出版社出版的《传统疗法大成》，收载了由欧志安编写的《苗医疗法》，介绍了苗族传统疗法13种。1997年，中国中医药出版社出版的《中国传统医药概览》，收载了由陈德媛等编写的《苗医药》。2000年，奇玲、罗达尚主编的《中国少数民族传统医药大系》出版，其中收载了由田兴秀等编写的《苗医药》。

2. 发表了多篇苗族医药论文

改革开放以来，国内民族医药研究人员在期刊上发表有关苗族医药研究的论文1000余篇，在各级专业学术会上交流苗族医药论文数百篇，其中具有代表性的论文如下：

龙文玉的《苗族医药概论》，发表在《贵州民族研究》1982年第1期；

欧志安的《论湘西苗族医药》，发表在《贵州民族研究》1983年第1期；

欧志安的《苗族医学方法初探》及《苗语谚语、口诀、歌谣析》，发表在《卫生信息与管理》1986年第4期；

贵州省中医研究所民族医药研究室的《贵州苗族医药中心概念剖析》，发表在《卫生信息与管理》1986年第4期；

唐永江的《苗医学体系研究》，发表在《中国民族民间医药杂志》1994

年第 2 期；

石富龙的《苗医对药物的分类方法》，发表在《中国民族民间医药杂志》1995 年总第 15 期；

谭学林的《从苗医用火遗风看其早期医疗保健成就》，发表在《中华医史杂志》1998 年第 1 期；

冉懋雄的《苗族医药探源论》，发表在《中国民族民间医药杂志》1999 年第 4 期；

冉懋雄等的《略论贵州苗族医药的发展历程与医理方法特色》，发表在《中国民族民间医药杂志》2000 年第 1 期；

谭学林的《苗族早期医药活动特点初探》，发表在《中华医史杂志》2000 年第 2 期；

张东海、张立、田华咏等的《苗医正骨法与柏林接骨散治疗 287 例骨折临床疗效观察》，发表在《中国民族民间医药杂志》2000 年第 4 期；

陆科闵的《苗族医药理论体系概述》，发表在《中国民族民间医药杂志》2000 年第 6 期；

谭学林的《贵州苗族药开发应用简史》，发表在《中国民族民间医药杂志》2001 年第 2 期；

冉懋雄的《贵州苗药新发展》，发表在《中药材》2001 年第 5 期；

王敏、翟信长的《贵州苗族医药开发应用研究的主要思路》，发表在《中国民族民间医药杂志》2001 年第 6 期；

杨迎民、谭宗艾的《苗族医学特色诊疗简要》、田华咏的《苗族医药研究二十年评述》，发表在《湖北中医杂志》2002 年专辑；

邱德文、李建银等的《苗药的开发研究及前景展望》，发表在《中国民族民间医药杂志》2002 年总 58 期；

冉懋雄的《民族族源与民族医药资源探讨》，发表在《中国民族民间医药杂志》2002 年总 59 期；

冉懋雄的《贵州民族医药及苗药产业的特色与蓬勃发展》、谭学林的

《贵州苗族药开发史概要》、杜江的《贵州民族医药科研及开发现状》、熊传榘等的《苗族质征说和走关论对传统医药理论的充实印证与发展》、田兴秀的《论苗医十大特色》、田华咏的《略论中国苗医三大医药文化圈的形成与特色》、杜江的《苗药产业发展中的资源保护问题》、吴言发的《"三本论"在苗医学中的指导作用》等，发表在《贵阳中医学院学报》2003年特辑；

邱德文、杜茂瑞等的《贵州苗药大果木姜子研究及产业化》，发表在《贵阳中医学院学报》2003年第1期；

张永萍、邱德文等的《大果木姜子挥发油的GC-MS分析》，发表在《中国医药学报》2003年第2期；

王学勇、邱德文等的《苗药金铁锁总皂苷提取工艺研究》，发表在《贵阳中医学院学报》2003年特辑；

欧志安等的《苗医便方歌谣选》，发表在《中国民族民间医药杂志》2004年第3期、第4期等连载；

龙运光等的《苗族药物类别和命名》，发表在《中国民族民间医药杂志》2004年第4期；

冉懋雄的《略论苗药学基础》，发表在《中药研究与信息》2004年第6期；

吴元黔的《苗族医药学发展简史述略》，发表在《贵阳中医学院学报》2004年第4期、2005年第1期；

吴晓丽等的《论苗医的护理理念及其在现代护理中的实践作用》，发表在《中国民族民间医药杂志》2004年第6期；

杜江的《苗医脉诊方法及特色》，发表在《中国民族医药杂志》2005年论文集；

孙济平、杜江等的《几种具有苗医特色的望诊方法》，发表在《中国民族医药杂志》2005年第1期；

杜江的《苗医药学科的发展趋势分析》，发表在《中国民族医药杂志》2005年第4期；

麻勇斌的《苗族医药传统知识体系中的"元哲学思想丛结"》，发表在《贵州师范大学学报》（社会科学版）2005年第4期；

陈浩林、崔箭的《试论苗族医药学的生态智慧》，发表在《中国民族民间医药杂志》2005年第5期；

余江维、王永秀、杜江等的《论苗医非物质文化遗产文化空间及其保护》，发表在《中国民族民间医药杂志》2005年第24期；

麻勇斌的《论苗族医药基础理论研究的缺陷》，发表在《贵州社会科学》2006年第1期；

冉懋雄的《贵州苗药研究评价与产业化发展》，发表在《中国现代中药》2006年第3期；

田华咏的《从苗族原始神话探寻远古苗族医药文化》，发表在《中国民族民间医药杂志》2006年第3期；

田华咏、田蒏的《苗瑶语民族医药文化探源》，发表在《中国民族医药杂志》2006年第5期；

麻勇恒的《苗族生命意识衍生的医药逻辑诠释——以东部支系（湘西方言）苗族为例》，发表在《贵州民族学院学报》（哲学社会科学版）2006年第5期；

张季芳等的《苗族医药数据库的深层次开发》，发表在《贵阳中医学院学报》2006年第6期；

杜江的《苗医用药基本规律》，发表在《亚太传统医药》2006年第6期；

耿晓然的《苗药药理学初论》，发表在《中国民族民间医药杂志》2006年总83期；

杜江等的《苗医治毒方法概说》，发表在《中国民族医药杂志》2007年第7期；

张东海、田华咏的《苗医骨伤科史略》，发表在《中国民族医药杂志》2007年第9期；

杨德泉的《清末至民国年间湘西苗族医药简述》，发表在《中国民族医药杂志》2007 年第 9 期；

田华咏、田药的《略论中国苗医学特征及其对人类医学的贡献》，发表在《中国民族医药杂志》2007 年第 9 期；

田华咏、田药的《中国苗族医药域间学术特点比较研究》，发表在《中国民族医药杂志》2007 年第 12 期；

鲁道旺、杜江等的《苗药药性理论与属经理论的研究》，发表在《铜仁学院学报》2008 年第 6 期；

杜江的《苗医和中医的针疗在方法及其理论的差异》，发表在《中国民族民间医药杂志》2012 年第 7 期；

乐萍的《目的论视角下贵州苗医药翻译的教学研究》，发表在《当代教育实践与教学研究》2015 年第 7 期；

刘兴鹏、茅向军、熊慧林等的《贵州省苗药发展及其标准化现状研究》，发表在《中国药事》2015 年第 12 期；

余江维、王永秀、杜江等的《试论贵州苗医药文化的活态传承》，发表在《中国民族民间医药杂志》2016 年第 1 期；

王奇贤、陶金华的《非遗框架下苗族医药的保护与传承》，发表在《贵州民族研究论坛》2016 年第 4 期；

剧馨的《现代化背景下湘西苗族医药实践的人类学考察》，收录于 2016 年硕士、博士学位论文数据库；

尚文豪、陈雅婷、崔瑾等的《苗巫文化在苗族医学上的临床应用》，发表在《亚太传统医药》2017 年第 9 期；

韩玉茹、田兰、田华咏等的《苗族医药文化中的生态伦理思想概述》，发表在《中国民族医药杂志》2017 年第 7 期。

这些文章代表了苗族医药研究的学术水平及学术成果，内容包括苗医药的历史、基础理论、临床应用、研究开发及产业化、发展思路等。

3. 开展了多次苗医学思想交流

近年来，苗医学思想交流活动比较活跃，我国苗族地区的民族医药学术团体经常组织学术研讨会等形式的苗医药学术交流，下面简要介绍几次省级以上的专题苗医药学术交流会议。

黔湘鄂民族医药研究协作组区会暨苗族医药学术研究会，于1986年6月17—20日在贵州省贵阳市召开，参加会议的有贵州省、湖南省、四川省、云南省和广西壮族自治区等地区的代表80余人。会议交流学术论文22篇，主要介绍黔湘鄂苗族医药调研、理论探讨、临床经验总结等方面内容。此次会议是我国苗族医药学术活动的第一次会议。会议期间成立了黔湘鄂民族医药研究协作组，旨在加强片区间的研究协作，以沟通信息、交流经验，促进片区间民族医药事业的发展。

全国土家族苗族医药学术研讨会于2002年8月20—22日在湖北省恩施土家族苗族自治州召开。来自湘、鄂、渝、黔、桂、京等地的180余名代表参加了会议，进行苗族医药的临床、科研、药物开发等方面的学术探讨。

2003年11月8—10日，首届苗医药文化博览会暨全国苗医苗学术研讨会在贵州省龙里县召开。本次会议分为两个会场，一是苗医药文化博览会，二是苗医药学术研讨会。苗医药学术研究会有来自全国10多个省市自治区的150余名代表参加，会议交流形成苗族医药学术论文百余篇。此次会议是我国苗族医药学术交流规模最大的一次，较为全面、系统地总结了20多年来我国苗医药发掘、整理、继承、提高的成就，是一次展望未来的重要会议。

2005年，第二届苗医药文化博览会暨产业发展研讨会在贵州省龙里县召开，参会代表300多名。会议包含学术报告、苗医药文化展示、苗药产品展示、项目推介等内容，形式多样、丰富多彩，成为苗药产业的又一次盛会。

2005年10月16—18日，湖南省苗族医药学术研讨会在湘西自治州花垣县召开。参加会议的有湘、鄂两省苗族医药专家学者和民间苗医代表60余人，会议交流产生学术论文70余篇。大会围绕"苗族医药的保护与发展"进行研讨。会议期间还为麻阳苗族自治县中医院滕建甲等的苗医新著《苗家养身秘录》举行了首发式,为花垣县苗医田兴秀的苗医学新著《三本论——苗族生成哲学精髓解析》开展了书评活动。

2007年9月20—22日,中国贵州(龙里)苗医药可持续发展论坛在贵州省龙里县召开。该论坛由黔南自治州人民政府、贵州省科技厅主办,龙里县人民政府、贵阳中医学院、贵州省中国科学院天然产物化学重点实验室承办,142人参加。成都中医药大学民族医药研究所张艺教授、湘西土家族苗族自治州民族医药研究所田华咏研究员、贵州中医学院冉懋雄研究员、贵州省黔南自治州民族医药研究所文明昌主任医师、贵阳中医学院民族医药研究所杜江教授、贵州省中国科学院天然产物化学重点实验室副主任、研究员杨小生博士等著名民族医药研究专家做了学术报告。他们就可持续发展我国苗族医药,从理论、苗药研发、临床应用等多方面进行论述,还交流了近年来我国苗医药的最新研究成果,探讨了我国苗医药的发展方向。此次论坛是我国苗医药发展史上较为重要的一次学术会议。

2007年9月27—29日,湖南省苗族医药研讨会在麻阳苗族自治县召开,参会代表100余名。会议收到苗族医药理论探讨、民族民间医药、中医药临床与护理等方面的学术论文90多篇,其中63篇收入大会论文集。参会论文中,有22篇在《中国民族医药杂志》2007年第9期发表,宣传和推介了湖南省苗族医药的学术发展与研究。10余名专家学者在大会上做了学术报告,从不同角度论述苗族医药的历史、发展和现状,并介绍了临床实践经验,以及湖南省民族医药近年来的最新研究成果。会上,还为麻阳县中医院滕建甲、黄爱辉主编的《苗家实用药方》举行了首发仪式。作者滕建甲介绍了该书的内容和编写情况,湖南省民族医药专业委员会主任委员田华咏做了书评报告。

近年来,中国民族医药学会及苗医药分会、贵州省民族医药学会、贵阳中医学院、黔东南自治州等先后在贵州召开苗医药学术会议10余次。2016年11月,贵阳中医学院组织了苗医药发展国际论坛。2017年7月,中国-东盟传统医药及民族医药创新与发展论坛在贵阳中医学院召开。同月,苗侗医药产业发展论坛在黔东南州凯里市举行。在论坛上,我国著名民族医药专家做了学术报告,分别是杜江教授的《苗医药文化特色》,田华咏研究员的《巴代文化视域中隐性文化实质研究——以神药两解为例》,冉懋雄研究员的《发展区域经济与苗药材生产基地建设及其产业化》。专家们的学术思想及学术成果引起了与会专家学者的共鸣。

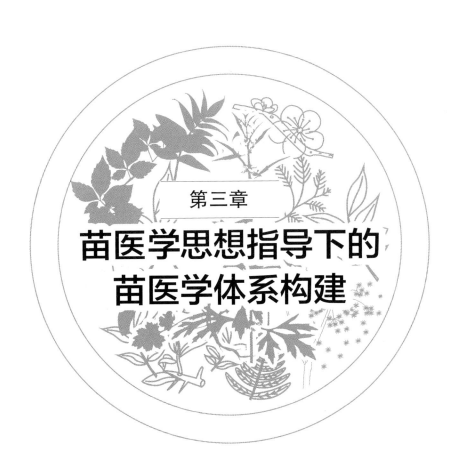

第三章

苗医学思想指导下的苗医学体系构建

了解苗医学体系的构建，可从认识人体结构、生命物质、致病原因、病机病理、诊断方法、疾病命名、疾病分类、治病原则、整病方法、奇功异术这些方面来把握。

第一节 认识人体

苗医对人体的认识,是从结构、物质、功能三个方面了解其生理功能的。

在人体结构上,苗医认为年有三百六十五天,人有三百六十五块骨,与天时相对应。人体由背脊、脚、肉、筋脉、血水构成。人体解剖类名词(苗语、汉语双语名词)如下:

头部曰破比,头发曰禾比,面部曰破没(没字,读去声),眉毛曰鬼没,眼睛曰列格,眼眨毛(睫毛)曰备俫介,耳朵曰伸谬,耳孔曰库谬,鼻子曰把谬,鼻毛曰俫备巴茂,口里曰挟弄,额门曰比显,脸颊曰靠把(把字,读去声),下巴曰把嫁,舌子曰禾面(面字,读簋阿切,去声),牙齿曰禾显,咽喉曰已呕(呕字,读厄孔切,入声),甲状腺曰项包,牙龈曰白显,口唇曰交弄,汗毛曰备送,眼珠曰钱格,眼角曰尧格,瞳仁曰岩梅(岩字,读厄阿切,去声),胡须曰把义。

颈项曰耸拱,肩膀曰博脊,腋毛曰备脚,手臂曰手乖斗,手曰禾斗,手指曰改台(台字,读提阿切,上声),指节曰引台,手节曰引喜,手背曰波斗,手心曰摆斗,胸部曰波长,奶子曰禾妈,腰身曰禾瓜,肚脐曰坨改,肚子曰禾起。

屁股曰枷布,阴毛曰备缴,大腿曰禾把,脚杆曰起罗,膝曰比交(交字,读去声),足曰禾罗,足趾曰八枷罗,足趾甲曰播追罗,脚后跟曰比着抓。

肠子曰禾写,肝曰三,肺曰缪,心子曰禾目,腰子曰必瓜,骨头曰禾耸,筋脉曰及喜,皮肤曰禾交(交字,读去声),食管曰八各气,脾曰代代善,胆曰各记,十二指肠曰各九细,小肠曰代细,大肠曰密细,胃曰各气,盲肠曰各穷气,肾曰比瓜,输尿管曰各 rā,肛门曰各代格嘎,气管曰港狼,血管曰各肿溪,心曰果目,脉管曰各肿溪,连帖曰各 biā,膀胱曰律 riā,尿道曰八各

riā，隔子肉、膜曰各盲。

顶骨曰各太松，额骨曰额各松碑线，枕骨曰者岸松，蝶骨曰叽松秒，颞骨曰各松金波里，筛骨曰康松，上颌骨曰各抱松，颧骨曰各松把，泪骨曰各答松，鼻骨曰各松秒，腭骨曰各董松，下鼻甲骨曰杯主松秒，舌骨曰各松 miāng，下颌骨曰各松甲，颈椎曰各松蛊工，胸椎曰松瓜，腰椎曰保 bōu 松，骶椎曰波松不，尾椎曰十连不，胸骨曰包肾松，肋骨曰各松甩，锁骨曰篱朴松，肩胛骨曰甲建，肱骨曰松细，桡骨曰沟卵松豆，尺骨曰沟夯松豆，腕骨曰公豆松，手背骨曰波豆松，指骨曰比答松，髋骨曰各腈松，股骨曰各坝松，胫骨曰各松山达糯，腓骨曰各松气糯，髌骨曰比脚松，脚背骨曰各松包倒糯，趾骨曰各松经答糯，跗骨曰各松比美糯，跟骨曰各松比左糯。

指甲曰包则斗，指面曰沟劳必答，拇指曰台暑，食指曰比答，中指曰答仲答，无名指曰旁答，小指曰代敢答，前臂曰沟夯松细豆，头盖骨曰包盖碑，脑髓曰各闹碑，眼球曰各比乃介，鼻腔曰枯秒，上唇曰沟卵巴脚卵，肘尖曰比宝豆，舌曰各 miāng，牙齿曰各仙，下唇曰沟夯巴脚卵。

咽喉曰周欧，腋窝曰各狡，肋曰各坝甩，枕曰者岸碑，肩胛曰板革，脊椎曰大仲瓜，背曰者柱，腰曰松瓜，臀曰各江不，腋窝曰各枯糯，足跟曰比左糯，软腰曰各篓气，外踝曰沟者比买糯，内踝骨曰沟劳比买糯，手指骨曰包则糯，手背曰波豆，手腕曰各攻豆，额曰各碑现，口唇曰巴脚卵，脸曰邦买，下颌曰八胛，颈曰松公，锁骨窝曰各枯公，上臂曰沟卵松细，胸曰包南，乳曰溁，心窝曰扎扎南，肋缘曰各坝拉，上腹曰沟卵气，脐曰不独干，少腹曰各家气，小腹曰代代气，髓曰各睛坝，会阴曰嘎不，大腿曰各坝，肘窝曰各苦豆，肩膀曰干宝，喉结曰丙公，小舌曰代 māng，颊曰金波领，眼曰来介，耳曰走茂，鼻曰巴秒，腮曰各倒把，膝盖曰波盖比狡糯，髂膝曰比狡，小腿曰山达糯，脚背各波糯，脚趾曰比答糯，脚板曰班倒糯，节骨曰比宝心。

肉曰捻，肌腱曰呪息，膜曰各盲，骨曰各松，皮曰各叨，毛发曰各备，毛窍曰窟备，命窍曰密窟，性窍曰帕尼窟，肛窍曰窟崩嘎，气窍曰窟秒，食窍曰窟卵，汗窍曰窟浬，尿窍曰窟崩惹，子宫曰各柔代，输卵管曰各柔代细，阴道曰窟克，外阴曰克，乳曰漈，睾丸曰偻改，阴囊曰口包，阴茎曰各杆改，精虫曰务嘎俫睛，卵子曰比偻俫，输精管曰务嘎细尼。

第二节 生命物质

一、血

血是谷物消化后形成的精微物质，是人体的营养物质。血是人体血管中流动着的红色液体，具有输送精微营养物质及排出体内毒素（代谢之物）的功能。苗医认为，人体血分为生血、熟血、废血三种。生血为鲜红色的血液，相当于现代医学的动脉血，是人体生命精微物质（营养物质）；熟血为黑红色的血液，是从人体脏器及部位带回的有毒素的血液，相当于现代医学的静脉血；废血是指人体维持生理功能需要而排出体外的血液，如妇女的经血。

苗医认为，人体的血液流动是靠血道来完成的血液输运。血道也被称为脉道，脉道遍布全身各脏器及部位，分总脉道、大脉道、小脉道，相互联络成网状，输布血液。

二、水

水是生命之源，是生命的必需物质，是人体的主要组成部分，占人体重量的70%左右。人离开水就像干柴一样，人体靠水分的摄入、运化、排泄来维持生理功能及新陈代谢。

三、气

气是人体生命之本，源于血水，二者同源而互相作用，故有气血同源之说。气是看不见的物质，具有力量。苗医认为，水生血，血源水，血水相融，血离不开水，水无血则不得养；气靠血水而生，在生命活动中，气、血、水是人体生命活动的三大基础物质，相依相存，互影互变。气不通而引起气滞血瘀，气道不通可引起病变，如气阴虚、气阳虚等。

苗医认为气、血、水是构成人体的物质基础，与人的生命息息相关，而气是人体能量的来源，维持人体生理机能的运转。

第三节 致病因素

苗医认为人体所病为毒气即大自然的毒气（邪）致人体生病。毒气分为外毒、内毒。外毒是指由外界入侵人体的毒气，统称为外毒气。自然界的毒气有虫毒、蛇毒、草毒（药毒）、树毒、疫毒、邪毒、气毒、石毒等。内毒指人体内新陈代谢过程中产生的毒气，如粪毒、尿毒、血毒、气毒等。内毒与外毒相互夹杂，可相互催生、相互招引。

苗医认为毒气是致病的主要原因。苗医毒气大致为五种，分别是热毒、寒毒、风毒、湿毒、草毒（药毒）。

热毒也称为火毒或热火毒。热毒耗水，津液亏损，引起口干舌燥、唇角干裂、眼红面赤、出气快急、全身发热、烦躁失眠、大便干结、尿少黄、脉大快、舌红苔腻等热性病症。

寒毒也称为冷毒。自然界的寒毒入侵人体，滞于人内而引起寒毒病，其临床表现为手足冷、面色苍白、呕吐腹水、泻泄、舌紫苔白、脉慢等症。寒毒久凝体内，可引起寒性病痛、关节不利、钻节风等病症。

风是自然界最为活跃的运动气体，风毒是五毒中无孔不入之毒。风毒的本质为气，或称风气毒。风毒犯表，可引起发热恶风，还可致皮肤病，如皮肤瘙痒、丹毒、蛇斑疱、腰带疮、癣病等。风毒还能伤筋脉，苗医的筋脉相当于西医的血管与神经，筋脉是人体运输的大通道，筋脉受阻，体身不利，临床上可出现肢体（四肢）抽筋、角弓反张、周身疼痛。若大脑筋脉受损则出现头昏目眩、头痛等症状，重者神志昏迷。

湿毒为自然水湿之邪侵入体，不化而滞形成疾病，临床常见身体乏力、周身酸痛、呼吸不畅或沉重、关节活动不利、肌肤麻木、舌肥苔厚等症状。

草毒，苗医也称为药毒，指因食用或服用某些食物、药材后而致疾病，分为急性与慢性草毒病。如食用有毒菌的毒蕈中毒，临床可表现为急性消化道症状及心血与神经系统症状，内服某些药物可引起急性或慢性药物中毒。有些毒性药物未经加工炮制而服用后可引起中毒，如生草乌、三步跳、商陆等苗药，因此在应用时需特殊炮制才能减毒增效。

苗医的致病原因，除五毒致病外，还有其他致病因素，如精神因素、暴饮暴食、不良生活习惯（酗酒、吸烟、熬夜、积劳）、房事不节（洁）、先天禀赋不足等。

苗族民间有"吃五谷，生百病"的俗语，说明人在大自然中生存受到各种致病因素的影响，有的人生病，有的人不生病，取决于人的体质，是否适应大自然的环境。多数病痛不是天生的，而是后天感染导致发病。

第四节　病机病理

在病机上，苗医认为气、血、水在人体不同发展阶段的不断变化会引发疾病。

气、血、水是人体的主要物质。血与水在人体无处不有，苗医认为人无血不能长、人无水不能长。血与水是看得见的物质，水生血、血带水、血水相融，血无水不能生，水无血不能养。气、血、水相依相存、相互影响、相互变化。苗医认为，人体疾病都与气、血、水有着密切的关系。

气、血、水在生命过程中的表现为：有气则生，无气则死；血动则生，血停则死；有水则生，无水则死。

在病机上，人的气不足，可引起气虚、气逆、寒气下降而产生病理变化，如胃肠不和、五谷不化、积食、肚腹胀、疲乏无力、少气懒言。气逆不通则致血瘀、脱肛、妇人宫脱。气虚则血循环缓慢、筋脉不畅，而致心痛、心慌等。气与血的关系为气推血动，血促气行。

伤气与伤血的关系为，伤气必伤血、伤血必伤气，其后果为气血两损，气血两亏。如气滞血瘀则引起头痛、胸腹疼痛、肛脱、宫脱等病变。气虚、体寒临床可表现为手脚寒冷、麻木或皮肤、口唇发紫或青等寒性体征。

气与水既相互对立，又相互依存。人的一生离不开水，可一日不吃饭，但不能一日离水。机体活动一旦无水，体内水液代谢平衡就会失去平衡，缺水可造成缺血，水与血不足而致气损，三者缺一不可。

血是生命的源泉，生命活动离不开血液。人体的生、老、病都与血息息相关。血旺人壮、血少人弱，血起主导作用。血虚则头晕眼花、四肢麻木、面色苍白，血热则烦躁不安、面红，血离脉则尿血、便血、呕血、咳血。

第五节　诊断方法

苗医诊断疾病称为看病，其方法简练，即看、问、脉、听、摸五诊法，苗医称为五诊断病法。

一、看诊

看诊是最简单、最原始的直观诊断方法，苗医称为望诊。苗医将会不会看诊作为医生技术好坏的评判标准。苗医诊病首先看患者的全身，或进行局部查看，通过目视了解患者的外在表现。看诊的内容包括形态、神色、面色、眼、耳、口、舌、鼻、毛发、颈、指纹、指甲、手掌、掌纹、胸、腹、大便、小便，如有病灶要看其形态、色泽等。

二、问诊

问诊是苗医查病的主要诊法之一，通过详细询问病情，了解疾病发生与发展的情况。在苗族民间有"问清病情拿对药物"的俗语，这也说明了问诊的重要性。

苗医问诊时首先问生病的时间、什么原因引起生病、在什么地方发病、过去病史、年龄等，然后逐步问病的疼痛、冷热、是否出汗、饮食、睡眠、大小便、妇女的经带产等情况。

三、脉诊

苗医脉诊独具特色，诊脉也称号脉。苗医号脉为多部位号脉，或称遍诊脉。脉诊可取头部脉、颈部脉、肘部脉、腕部脉、指部脉、胸部脉、足部脉。

总脉（禄脉）　苗医号脉主要以腕后关节的外关脉、中关脉、内关脉为主，相当于中医脉诊的寸关尺脉。苗医腕关脉的脉象分为水脉、火脉，即有水火之别。火脉，其脉在桡骨内侧，脉快而长，主热，其病在肺；水脉在尺骨内侧，脉快而大高，主热症，是高热、口渴表现。火脉细慢主体虚，水脉细慢主腹泻。火脉向外侧至虎口，主慢性劳病；水脉向虎口两边而缓慢，主喜（即主孕）。火脉向肘关节处，示病危，生命快终结。火脉与水脉称为总脉，也称禄脉，是苗医脉诊的主脉，号脉时要男左女右。

苗医在诊禄脉时，根据病情还可选其他处号脉，如虎口脉、指缝脉、指腕脉、三关脉等。

虎口脉　该脉象多主妇女的经、带、孕。脉象如鸡啄米感，指尖握拢较湿和，主怀身孕。

手掌脉　在手掌心处号脉。有脉跳动者主腹痛，大鱼际处有脉跳者主小儿走胎病（疳积）及成人脾胃之疾。

指缝脉　拇指两侧脉跳主脾病，食指两侧有脉跳主肝病，中指两侧有脉跳主心病，无名指两侧有脉跳主肺病，小指两侧有脉跳主肾病，即五指指缝处主心、肝、脾、肺、肾之五脏疾病。

指腕脉 手指缝与腕交会处诊脉称为指腕脉，有土脉、水脉之分。土脉在拇指指骨与掌骨交界处，脉跳主重症；水脉在食指第一指骨与掌骨交接处，此脉跳一下主头骨痛，跳两下主腰痛，跳三下主肩背痛。

三关脉有成人和小儿之别。

成人三关脉（手前臂脉） 一关脉在手腕部，脉在此关跳动，表示病轻。二关脉在手腕部与肘关节的二分之一处，此处有脉跳动则主病重。三关脉在肘关节处，此处脉跳动则主病危。

小儿三关脉 一关脉在手掌骨与中指第一指骨交界处，此脉跳动则病轻；二关脉在中指第一指骨与第二指骨交界处，此脉跳动则病重；三关脉在中指第二指骨与第三指骨交界处，此脉跳动则病危。

二十四脉诊 凤凰县阿拉镇龙井村杨贵兴苗医祖传二十四代的脉诊方法称为二十四脉诊，其具体操作为：医生右手食指、中指、无名指按患者手腕寸关尺脉位，左手拇指、食指在患者的其中一根手指第一关节两侧，用指腹感测脉位血管搏动（脉象）以判断疾病。脉象分为大脉、小脉、强脉、弱脉、快脉、慢脉等。五指脉分别主各脏腑病，各手两侧外为上、内为下，拇指上缘脉主脑、下缘脉主脾胃，食指上缘脉主肝、下缘脉主胆，中指上缘脉主肺、下缘脉主心，无名指上缘脉主肠、下缘脉主妇女病及男性病，小指上缘脉主肾、下缘脉主尿道病。杨贵兴指出，二十四脉诊指压寸关尺，断病在五指。

四、听诊

苗医听诊是指用耳朵听患者的声音，如说话的声音、病痛表现的呻吟声、咳嗽声音、饭后呃声、饱嗝音、肠鸣音及排屁声等。苗医听诊除用耳直听外，还用自制竹筒辅助听诊，如骨折病人用竹筒听断骨处的咔咔音，肺病患者可听肺内喘息音，患胃肠病时听腹内肠鸣音。医生检查患者腹部，如有蛊用手指叩击可听见咚咚声，响如鼓声。通过听诊，医生可了解患者相应部位及相应脏器的病变情况，为诊断疾病收集第一手资料。

五、摸诊

摸诊是指医生用手检查患者的一种触摸诊法，用手触摸病变部位，感触患处的温度、疼痛感觉，摸病灶处形状，苗医将其称为摸冷热、摸痛感、摸形态的三摸触诊法。

摸冷热，即通过医生的手触摸患者皮肤的冷热感。摸额头，如发热多为外感风热，冷则为外感风寒。苗医儿科医生用摸患儿前额的印堂穴至发际之间连线的上部、中部、下部三点，了解患儿病情，用中指（摸中部）、食指（摸上部）、无名指（摸下部）触摸三部的冷热变化情况。三部均热而灼手者，主急性热病，多为外感发热；三部皮肤发冷者，多为外感风寒；上中两部热者，主受惊骇（苗医用取吓法取骇）；下部热者，主小儿走胎、消化不良等症。

苗医还通过触摸患者疼痛部位、性质来诊病，如肚腹痛，触摸痛甚或拒按者，主肚腹热病。触按后疼痛减轻或喜按者，多为冷病的寒性腹痛。小儿中腹部（脐周）摸之有硬结，多为蛔虫症。摸骨节，外伤后骨关节处疼痛或关节变形，触摸时疼痛难忍，多为骨断或脱节等。

苗医诊断疾病除用五诊法外，有时还用手指提弹皮肤法、指弹法、蛋诊法、尿诊法等特色方法辅助疾病的诊断。

凤凰苗医主要通过看诊、问诊、脉诊、听诊、摸诊来了解病情，诊断疾病。这些苗医看病技巧技法，为了熟悉掌握，便于记忆（口传），被编成歌诀在苗族民间广泛传诵，如"一察神态二观色，三视男女当有别，四看四季问年龄，五取前臂细号脉，六要细问再触摸，百病疑难有窍诀"。

第六节 疾病命名

苗医常以生动、形象、古朴的自然现象命名人体所生疾病，临床有以病因、主要症状、某种形象、病变部位等命名的多种方法。

一、以病因命名

如气虚症、血瘀症、风寒症、水膨胀症、月家病等，以发病因素而命名。

二、以症状命名

如腹大如臌、骨瘦肤黄命名为黄臌症，肤如牛皮而瘙痒命名为牛皮癣，全身发软命名为软脚症，眼球翻转命名为翻眼症，眼膜赤红似猫眼命名为猫眼症等。

三、以形象命名

以植物形象命名，如萝卜花、蜡烛花等花类疾病、吊茄子（子宫脱垂）等。

以动物形象命名，如乌鸦惊、狗儿症、泥鳅症、蛤蟆症、猪婆疯、羊痫风、鲤鱼症、蚂蟥症等。

以金属色泽命名，如铜钱症、铁痘症、铁疔等。

四、以病变部位命名

耳下生癀命名为寸耳癀，肩痛命名为漏肩风，眼眶上部痛命名为眉毛风，男子阴茎内缩命名为缩阴症等，还有阴门疮、阳门疮、肩疮等疮类病症，均以病变部位命名。

五、以病灶命名

一般炎性疾病常以出现的红肿部位或肿块等病位来命名，如外感邪毒引起高热，遍身出现红点，如红沙粒状的，苗医称红痧症，是七十二痧症常见的急痧之一；小儿口内生白疮，称白口疮，是苗医疮疾中最常见的小儿疾病。

第七节 疾病分类

苗医将疾病归纳为三十六大症、一百零八小症,也可归纳为纲、经、症、疾、翻、龟、小儿胎病、新生儿抽病、疔、癀、疮、丹、杂病等类。

苗医在临床医学方面的成就主要体现为:将疾病分为两纲,即冷病、热病;临床病症分为五经,即冷经、热经、半边经、快经(含哑经)、慢经;疾病分为三十六大症,即七十二症、一百零八小症、四十九翻;苗医临床医学理论模式为纲、经、症、疾。如下图所示。

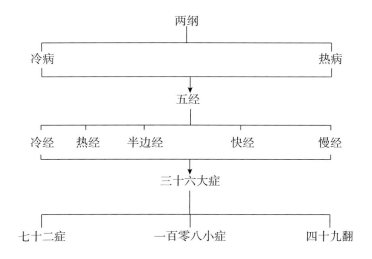

此图为苗族民间(湘黔边区)所传,欧志安在《湘西苗医初考》中引用。实际症疾略有出入,有的一症(疾)多名,目前三十六大症、七十二症已发展到四十多大症、九十余症。

下面用苗语、汉语双语介绍苗医疾病名。

一、疾病名称

菌痢曰隔睛,腮腺炎曰兆绍,感冒曰兆斩或着产,肚痛或胃痛曰母吃,腹痛曰母泻，黄疸曰滚没，水膨胀曰福七，小便不畅曰假介，乳米尿曰然务糟，中风曰兆给，中暑曰兆嘎，肺结核曰耿描，月经痛曰母没拉，血崩症曰排久，吊茄子（子宫脱垂）曰哈光，不孕症曰几没岱，乳痛曰脑玛，伤胎曰桃久岱，产后风曰洞拉病，鱼睛疔曰老介秒，九子羊（淋巴结核）曰改之央，疮曰兆麻，背花曰承追朱，白癜风曰承发羔，蛇头疔曰耿比嗒，巴骨癀曰承干耸，吊蛾曰承吡然秒，烧伤曰兆改，外伤出血曰兆相报情，骨折曰岱耸，小儿夜哭曰年芒交，夜尿曰然然。

油麻（麻疹）曰兆绍，伤食（消化不良）曰几肖列，百日咳曰兆奎努，火眼（急性结膜炎）曰母老介，云翳曰乍脱，牙痛曰母显，咽喉痛曰母比欧，鼻炎曰母巴秒，鼻息肉曰巴抄掌娘，阳门疮曰羞夺巴朱垦，飞蛾症曰兆巴剖，驹症曰苟显，哑巴症曰毒夹，风症曰兆给，水症曰兆务，蛤蟆症曰毒故，老鼠症曰兆及并，黄肿症曰兆棍，黄臌症曰副吃，鲤鱼症曰母秒潭，勾手勾脚症曰母岗叨斗，正肚花曰脑七，正背花曰脑朱，脚背花曰脑包叨，手背花曰脑包斗，腿肚花曰脑七巴，虫疮曰承耿，热疮曰承改，肩疮曰脑不几，黄水疮曰承佬，对口疮曰承对洛，偏口疮曰承咖洛，正口疮曰脑洛，偏口疮曰脑偏洛，唇边疮曰承洛，露水疮曰承务修，烂手疮曰承耿斗，腰带疮曰承先瓜，铜钱疮曰承于当，股疮曰脑布，天沧疱曰承比各，地枇杷疮曰承比巴斗，癞疮曰承黄，穿掌疮曰承板斗，胫骨骨折曰岱耸咖，腿骨骨折曰岱巴，脚骨骨折曰岱劳，腰骨骨折曰岱寡，完全骨折曰岱耸，不完全骨折曰岛耸，线性骨折曰甲耸，月经干枯曰卡久，月经不调曰几对拉，月经过多曰没拉略，月经过迟曰没拉鲁，白带曰没拉吭，赤白带曰睛光没拉，痛经曰没拉母吃，妊娠反应曰斗久松，伤胎曰排久，产后风曰苏岱伤，产前风曰假苏，乳闭曰犬麻，乳痛曰脑玛，阴门风曰修夺巴朱，受凉曰兆斩，吓着曰着本，走胎曰然彪，疳积曰卡久，腹泻曰叭吃，天花曰兆奴，发烧曰改求，咳嗽曰吉奴，惊风曰兆给，白口疮曰劳咖洛，软骨病曰尖代德，蚕耳或耿苗，鸡育症曰老介咖，翳子曰乍脱，火眼曰没扭，水眼曰欧务没，鼻子塞曰仇苗，流鼻涕曰欧务苗，流鼻血曰欧睛苗，红鼻子（酒糟鼻）曰睛苗，虫牙曰打耿显，耳聋曰朵苗，耳痛曰母苗，冻疮曰东宝苗，闭汗曰兆嘎，吊肛曰哈泻布，老鼠偷粪（肛瘘）曰肉咖，肛痔曰尖承布，尿淋曰几卡然，蛊虫症曰兆取（即草鬼）。

受惊骇病曰如着白，遇鬼怪病曰着贵，落入鬼网曰着扎，中邪曰着假，失气魄病曰贵价，着草鬼病曰着雀着蛊，怄气病曰克导懵，思想病曰着相碑，伤力病曰着相若，发累曰葡莫，喘气病曰懵偷仙，晕倒症曰懵倒威，眩晕曰 euà 美，昏迷曰各明懵，抽筋曰抢格。

头痛病曰懵碑，心口痛曰懵扎扎兰，心慌病曰扎贵燥，腰痛曰懵瓜，咳嗽曰叽套，胃痛曰懵气，痛肠曰懵细，便秘曰解叽导嘎，呕吐曰撮嘎，呃逆曰补么，胸痛曰懵包兰，腹胀曰觉气，尿不通曰懵碍 rà，遗尿曰柔 rà，血崩曰柔溪，痛经曰懵庆七，胎漏曰惹毒溪，动胎曰金播惹，少乳曰约溇，子宫脱出曰漏各柔代，不孕曰帕埋，口疮曰检车卵，烧伤曰介懵，痔疮曰检大能不，癣曰饱够 ra，神经性皮炎曰哄车 máng，皮水疮曰忙务，腰带疮曰鸡显宠，癌症曰俄蚤，骨折曰呆各松，断筋曰呆叽思，出血曰涝溪，脱曰扣松，中耳炎曰鸡溜谋，鼻炎曰格嘎秒，落枕曰加够究，牙痛曰懵先，口眼不正曰缩金巴睹，颈椎病曰懵松公，坐骨神经痛曰懵叽息糯，月先症曰刀蒐行溪，月后症曰左者行溪，经多症曰行溪搦，经少症曰行溪约，孕妇腹痛曰弯来懵气，孕妇水肿曰弯来付，胎盘不出曰叽卵各不，产后腹痛曰脐果懵气，难产曰脐叽倒病，产后血晕曰脐果独，产后发热曰脐果处介，产后恶露不绝曰脐果各欠叽没惨，遗精曰柔务嘎，阳痿曰乃叽息，反胃曰叽张里，肿气包曰克毒，咳血曰如几透崩溪，吐血曰岩溪，呕血曰捉溪，便血曰解溪，尿血曰解 rǎ 崩溪，衄血曰龙溪某，皮下出血曰龙溪叽叨，瘀血曰妥溪，贫血曰约溪，多痰症曰懵嘎叽努，流涎曰哈务尿，湿气症曰果努，日光病曰削倷，燥气病曰咔招，水土不合症曰务豆叽没叽朗，伤土气曰饱相豆。

二、七十二症名称

老鼠症曰息毒能，泥鳅症曰息毒谋脂，蚂蟥症曰达败毒，（蛊）毒症曰脚贵脚（蛊），地毒症曰饱相豆，羊毛症曰着备用，红花症曰导白起，红杀症曰龙溪某，毒蛇症曰着各松能，扁蛋症曰憎抱仙，草根症曰饱豆，镰刀症曰着包饱，气毒风症曰抢毒格，门前症曰抢格沾，羊毒症曰检果，汗毒症曰相里，亲家症曰各车妙，水毒症曰大格务，水呛症曰呛务，水汗症曰泡相务，水臌症曰糊气狼掠，水肿症曰相务，土烟症曰夫相烟。

广烟症曰发隐鸦片烟，男套症曰着确，土发症曰王腈豆，癫狂症曰憎陇，删筋症曰坝糯，干劳症曰陆咔，水劳症曰叽图务，急吼症曰憎偷仙，月伤症曰相叽哪，月家症曰憎岔究，月带症曰憎叽哪务，四虚八慌症曰扎贵躁，邪法症曰着来弄，红水症曰务 miáng 相，恶汗症曰料务里，恶惊症曰抢格风，懒黄病曰王腈汉，潮汗症曰伤务理，潮干症曰相生，潮难症、喉毒症曰检毒周俄，冷风症曰抢格着沾，冷脚底曰沾糯着沾。

飞蛾症曰大饿鸦低憎，吊蛾症曰嘎卵讲饿，落汗症曰咔务里，土山症曰饱库坝左憎，狗毒症曰着务略 gōu，鸡蛋症曰着偻介威，蟒蛇症曰着嘎能憎，蓝色症曰着嘎绒豆憎，气虎症曰大爱介着，飞红症曰落溪，伤力症曰相力，老鸦症曰着格巴窝，太阴症曰莽脚憎碑，太阳症曰及徕憎比，眉头脑症曰憎碑绒，花毒眼症曰读碑柳美，血毒眼症曰每牌，红毒眼症曰憎每浓，骑马症曰边溪，流血症、野鸡症曰龙溪，猪毛症曰咙着备排憎，鸡毛症、夜盲症曰就席介，水鸭症曰着陇把，闷毒症曰憎倒威，连心症、传染症曰嘎木嘎，木马症曰 niá 糯，羊癫症曰发用间。

第八节　治病原则

苗医临床治疗以冷、热两纲为原则，即冷病热治、热病冷治。

临床治疗原则是根据病症与药物性味功能而制定的，苗药分冷性与热性两大类（或分为公药、母药），热性药主治冷性（寒性）病症，冷性药（寒性药）主治热性病症。

此为苗医以热治冷、以冷治热的治病总原则，其他治疗原则在总则下依据各病症辨证施治。

第九节　整病方法

苗医整病方法大致分为内治法、外治法和奇治法三大类，也分为药物疗法、非药物疗法、心术疗法、体育疗法及食物疗法。

苗医内治法包括治毒法、通气法、散血法、补气法、补血法、补水法、补汗法、健胃法等三十余种。

苗医外治法大体上分为七大类：针类，有瓦针、温针、油针、硫黄针、糖药针、植物刺针疗法；灸类，有艾灸、姜灸、蒜灸、盐灸、辣椒灸、火酒灸、蓖麻灸、烧灯火、烧药火等；拔筒类，有火拔筒、纸煤筒、气角筒等；推擦类，有推拿、按摩、拍水、拍醋、拍酒、滚蛋、刮铜钱、刮脊抽腿疗法等；敷熨类，有外敷、叭贴、热熨、发泡疗法等；熏洗类，有熏蒸、烟熏、外洗、淋浴疗法等；放血割脂类，有放血、针挑疗法。

苗医奇治方法是苗医世代相传的绝技秘术，指通过咒语、画水、画符、意念、法事等治疗疾病。其治疗具有巫术的神秘色彩，是苗医历史上相传"巫医一家"的"医疗"行为。相传苗族画水巫术始祖为蚩尤，巴代在古歌中传唱："蚩尤神通琴术画水、禁咒，能治好人间的各种疾病。"苗医秘法绝技包括奇术、心术、咒术、法类。

奇术奇技　包括耐打奇术、退弹奇术、取疮疱奇术、点打奇术、隔喜奇术、蛇伤奇术、疯狗病奇术、辟谷奇术、点穴奇术、减烫奇术、抽箭奇术、催眠奇术、什针奇术、捆扎奇术、落翳奇术等。

秘传心术　包括腹痛水、卡子水、痛痒水、气功水、催生水、华佗水、封刀断血水、雪山水、清心水、安胎水等神秘的画水术。

禁咒神术　包括计包咒术、止血咒术、吹翳子咒术、小儿退骇咒术等。

下面介绍药物疗法、食物疗法和传统外治法。

一、药物疗法

苗家药物疗法有多种，如内服药物法、外敷药物法、器官灌药法（如肛门、阴道灌药）、药物熏蒸汽法、药水浸泡法（足浴、泡脚）等内外给药疗法。苗医整病根据苗药性质与性能特点，将治法分为治毒法（有赶毒治法、攻毒治法、表毒治法、解毒治法等五毒疗法）、退火法、通气法、散血法、补血法、补气法、泻法、止痛法等内治方法。

苗家药物内治法常用剂型有汤剂（煎剂）、散剂（粉末剂）、酒泡剂（两酊剂，也称药酒）、膏剂（或称狗皮膏药）等。鲜用生药是苗医用药的特色，其方法是将鲜品药洗净直接入口嚼烂吞服。本法适用于在野外劳动或外出遇到突发疾病，就地取材，鲜药现用，救治疾病。如暑天在野外患急性痧症（中暑），可就地采薄荷叶和丝瓜叶直接放入口中嚼烂，吞药水，能缓解中暑症状。

药物内治法还有用于补益治疗的药物与食材炖服法，如将具有补益功效的药物与鸡、鱼、猪脚等食材一同文火炖熟，吃肉喝汤。另有油煎法（油炸法），如油煎血余蛋饼治胃十二指肠出血。其方法为：将血余放入油锅中，炸焦，取出备用；将肥猪头粉、鸡蛋清与血余调匀，放入熟油中，文火煎熟成蛋饼状；内服，日两次。

二、食物疗法

苗家食物疗法历史悠久，是苗家养生与疗病的方法之一，可用作食疗的食材与药材资源丰富，随手可得。苗家认为四季养生：冬春天气寒冷，喜食狗肉，有祛寒补气、温肾壮阳、强精壮骨作用。寒冬时令，苗家围坐火炉，一边取暖，一边饮久浆（甜酒）或自酿苞谷酒，俗称喝养生酒，以颐养天年。久浆能驱寒保暖、舒筋活血，还能补体强身。炎热夏天，苗家山寨喜吃羊肝、羊胆等羊杂，有清热泻炎、祛烦热作用。苗家一年四季喜喝务叨消（酸汤），能开胃、健脾。务叭消性寒、微酸,有清热、降火、防暑之功效。苗家还有"冬吃萝卜夏吃姜,汤汤(酸汤)水水保健康"的食疗养生俗语。

在苗家食疗养生中,醋是传统养生食材,既是食材,也是药材,老年人食醋可润肠通便、健胃消食。苗家民间有醋泡食材的习俗,经醋浸泡过的食材,有治疗某些疾病及养生保健作用,如醋泡花生,有清热、活血用途;醋泡山楂,有开胃消食、护肝、抗疲劳作用;醋泡生姜,有养胃、减肥作用;醋泡大蒜,有降血脂、抗衰老作用;醋泡拐子,有醒脑解酒的功效。

三、传统外治法

苗医传统外治法内容丰富、技法特殊、简捷实用、疗效显著,是苗医最具民族特色的适宜技术。苗族民间流传的传统外治技法有数十种,常用的有打灯火疗法、火烧疗法、火针疗法、烧灯火疗法、热灰疗法、沸油疗法、针挑疗法、拔火罐疗法、滚蛋疗法、捆扎疗法、热水疗法、呷背疗法、掐脊疗法、掐背疗法、推疗法、揉疗法、擦疗法、敷疗法、熨疗法、蒸熏疗法等。

取吓疗法　又称为补本疗法。补本,苗语,汉语译为取吓。该法是苗医治疗小儿消化不良、走胎、腹泻、寒性腹痛的一种传统外治疗法。以上诸病症均因寒邪入内而致,在治疗上应采用热疗,苗医用温灸之法提出小儿腹内寒邪之气,以达到治疗目的。其具体方法为将鲜鸡蛋煮熟,保留蛋壳,用刀切成两半,去掉蛋黄,将半个热蛋扣罩在小儿肚脐眼部,外敷 5~10 分钟。在治疗中两半蛋轮换使用,未用的放在热水缸中保温。每日 2 次,早晚各治疗一次,3 天为一疗程。在治疗中鸡蛋的温度为 36~38℃,冬天注意保暖,避免受凉。

掐蝶疗法　苗语为拉巴剖疗法,是苗医用于治疗飞蛾症的传统疗法,飞蛾症相当于现代医学的哮喘、气管炎等病。掐蝶疗法操作简便易行,即医生用双手指甲掐刺相应穴位或部位,使患者感到治疗部位有麻胀或针刺感。治疗穴位以大椎穴、双肺俞穴为主,辅以背胸局部。掐刺穴位能舒筋活络、调理气血、改善肺呼吸功能，以达治疗目的。掐蝶疗法每日1次，3天为一疗程。

蛾蝉疗法　汉语直译为烧姜疗法，又名隔姜灸，是一种传统烧灸法。蛾蝉疗法是苗医将鲜姜片隔在穴位上，用艾绒点燃，烧姜片达到灸疗作用。在治疗中，根据病症、病情选择治疗穴位。每日1次，一穴可烧1~2次，每次可烧2~3个穴位。隔姜灸疗法适用于外感发热头痛、顽固性头痛、风湿关节炎、寒性腹泻（五更泄）、慢性肠炎等急慢性病。在治疗中可选择相应穴位，如头疾可选太阳穴，腹疾可选神阙穴、中脘穴，风湿疾病上肢选曲池、下肢选环跳、足三里、三阴交穴。在选穴时，除主穴外可配局部（痛处）姜灸，以加强疗效。

打火针疗法　苗医称为宝夫针。打火针是湘西苗医治疗脓疱的一种排脓引流方法。在临床上，患者生疱、癀、痈、囊肿等疾患，或化脓感染不能自行溃破，药物外敷不能提脓毒时，苗医用打火针疗法以排脓毒，其方法简单、易操作。将粗针尖放在火上烧红，用烧过的针尖直刺脓肿腔，留针1~2秒后退出火针，医生双手挤压脓疱处排脓，用生理盐水冲洗脓腔。术后，皮肤消毒，用消毒纱布外敷伤口处。

江哞疗法　汉语直译为放血疗法。该疗法是用瓷碗片或玻璃碎片（简称瓷针）的锐尖点啄舌背或小血管，使其少许出血达到治疗急性暑症的一种传统外治疗法。具体方法为：瓷针用酒精消毒后直接点刺穴位，放出因暑痧之症而成的乌血。放血疗法具有行气活血、舒筋通络、开窍止痛的功效，主要适应症有急痧、中暑、外感湿重、头昏等，针刺穴位主要是舌背的乌黑之点。在舌背部画一中轴线，在前半部左右画一对称点，即放血点。

比叩哦疗法　即火烧疗法，是用于治疗外伤、疔疱等疾病的外治方法。凡遇外伤或皮肤生疔、疱者，医生用一火柴棒大小的小木棒蘸上桐油，在火上点燃，速点患处，火苗随点击而熄灭，随即取离火柴棒。火烧疗法治疗以患者能忍为度，注意防止灼伤皮肤。治疗完后，酒精消毒，用创可贴贴于伤处，以防感染。

包闻哦疗法　汉语直译为灯火烧疗法，相当于中医的烧灯火疗法。该法具有温经散寒、活血通络的功效，适用于神经性头痛、外感头痛、风湿痹痛、关节痛、急性胃肠炎等疾病。操作方法：用灯草一端蘸桐油，在火上点燃，对准穴位，快速将火苗点打在穴位上，即可听到啪的一声爆响，灯火自行熄灭，即为一燋。两日1次，每次可烧2~3个穴位。在烧灯火治疗时，手法要快、轻、准。灯草上桐油不宜过多，以点湿为度，桐油多了点燃后易掉火苗，会烧灼穴位周边的皮肤。

兮改疗法　汉语直译为热灰疗法。该疗法是用热灰的热力以达到温经散寒、行气活血、舒筋通络、祛风祛湿、止痛的治疗作用，主要用于慢性寒性腹痛、风湿痹症、腰腿痛等病症。操作方法：准备一个瓷碗，一条湿毛巾。将火坑中热灰装在碗中，用湿毛巾覆盖在碗上，毛巾在碗底部包扎，以防热火灰外漏。医生用热灰碗在患处反复拭熨10~15分钟，待灰凉后，再换一碗热灰继续治疗。热灰疗法对寒性痛症的止痛效果较好，能即刻缓解疼痛。在治疗中热灰不宜过烫，毛巾先浸在冷水中，用时将毛巾拧干，保持一定湿度，毛巾包扎碗时一定要密封，防止漏灰灼伤患部。

泮疾疗法　汉语直译为针挑疗法，相当于中医的挑治法，指用针尖挑刺治疗疾病的方法。苗医针挑技术包括挑翳子疗法、挑肩疽疗法等。挑刺对皮肤产生刺激，可通经活络、调整精气血、改善脏腑功能而达到治疗目的。

挑翳子疗法　耳郭反应点的选择，为灰色或褐色的血疹，略高于周围正常皮肤。用消毒针尖刺破反应点，挑出挂在针尖上的白色纤维状组织；若挑不出可用双手拇指、食指挤压针刺处，挤出1~2滴血。术后用酒精消毒，再用干棉球压破处。一般治疗一次即可愈，严重者可隔日再治疗一次。

挑痔疮疗法　苗医又称其为泮纠疗法，是治疗痔疮的一种针挑疗法。穴位选择：反应点在脊椎尾节骨两旁，皮肤呈褐色或白色，或浅红色之血疹，略高于正常皮肤，压之不褪色。操作方法：医生手持消毒针具，针体与挑刺点呈30°，用针尖刺入穴位，挑破皮肤，针尖反复挑刺，以针尖挑得白色纤维状组织并从皮下拉出，扯断。若挑不出可用双手拇指挤压伤口，出血1～2滴。用酒精或络合碘棉球消毒，外贴创可贴。

滚蛋疗法 本疗法是将煮熟的鸡蛋去壳，趁热在患处滚压，其热力能助体内寒湿排出，以达到治疗疾病的目的，适用于腹泻、腹胀，特别是五更泄、小儿夜啼、小儿消化不良、惊风、外感等病症。操作方法：将鲜鸡蛋放入锅内煮熟，去壳，趁热在患处或相应穴位反复滚压，持续10～15分钟。若鸡蛋变凉，可继续加热。鸡蛋温度以40～45℃为宜，不宜过高，以防烫伤皮肤。特别是幼儿，鸡蛋的温度以38～40℃最佳。

第十节　奇功异术

苗家奇功异术是既不同于苗医内治法，又不同于外治法的一种秘法绝技。奇功异术是以宗教仪式意念、咒语、画符、画水等思想意识及其特殊方法为表现形式的"治病"方术方技。苗家奇功异术是千百年来医巫一家思想的延续，烙上了浓厚的巫术色彩。奇功异术在医事活动中常常能获得某些意想不到的心理效应与医疗效果，故传承不衰，流传民间千百年。苗家奇功异术是医巫结合思想影响下的文化现象，是否有医疗效果值得探讨。笔者参考诸多相关专著，如田华咏、杜江的《中国苗医史》，杜江、邓永汉、杨惠杰的《苗医绝技秘法传真》，滕建甲的《苗家整病技法》《苗乡采药习俗与方法》，介绍苗家一些较为常见且与苗医学思想紧密关联的奇功异术，如神秘的画水术、口诀、手语术、捆扎（捆手、捆脚）、取吓与喊吓术、解痹术等。

一、画水术

苗医画水术是最能体现苗族秘术神奇的常见方术之一，一般不用药物，也不直接触及患者。施术者端清水一碗，口念口诀，用香或空纸在水面上画水，画毕将水喷于患处，或嘱患者内服，或用手将所画之水蘸一点涂在所选部位或穴位上，达到治病的目的。

苗家画水术有封刀水、接骨水、雪山水、卡子水、腹痛水、捉蛊水、催生水、安胎水、安神水、封尸水、藏身躲影水等数十种。封刀水，用于创伤的开刀止血；接骨水，用于接骨续筋止痛；雪山水，用于烧烫伤退火止痛；卡子水，用于鱼刺、骨刺卡喉；腹痛水，用于不明原因急腹症引起的剧痛；捉蛊水，用于蛊病的治疗；催生水，用于产妇难产不下；安胎水，用于孕妇保胎；安神水，用于狂躁及猪婆疯等。下面简介几种画水术：

封刀接骨水[①] 适用于外伤出血、术中出血。具体操作方法为：术者在焚香、烧纸钱、请师后口念咒语，边做动作边画水，口念五遍，画五遍，最后一次画符封碗，然后将水喷于出血之处。口诀（语）为："上接不动，下接不动，已接二十五里不动，旧不动，新也不动，接下八八六十四里不动，吾奉太上老君急急如律令！"

安胎水 画水方法与使用方法同封刀接骨水，口念咒语："太阳出来绿阳阳，照见五方起水郎，一起东方甲乙木，二起南方丙丁火，三起西方庚辛金，四起北方壬癸水，五起中央戊己土，土德星君下凡尘。一洒东方胎神稳正，二洒南方胎神稳正，三洒西方胎神稳正，四洒北方胎神稳正，五洒中央胎神稳正，五等胎神齐稳正，各皆圆满，各散四方转门庭。""一洒天开，二洒地裂，三洒人长寿，四洒鬼消灭，五洒南斗六星、北斗七星，吾奉太上老君急急如律令！姜太公在此，诸神回避，天地无忌。"

画水后写符贴，要择吉日，如五月初五日午时，用新笔朱砂书写在黄纸上。此符于端午节时写好，如孕妇产期将近半月，用符一张折成三角戴在衣襟上；产时用一张贴于门上，三天后揭下，当天焚香烛化。

妇人怀孕期间受到惊吓或有早产预兆，该地接生婆（现称产科医生）或巫师，会画水安胎。画安胎水方法为：术者先烧香纸，手端一碗水，用点燃

[①] 为凤凰县阿拉镇龙井村八组杨贵兴祖传，杨氏苗医是当地祖传二十四代苗医，擅长武术，善于诊治骨伤科疾病。

的香或手指（无名指、中指、食指并拢）在水上画三至五次，嘱孕妇喝三小口，将水碗放在孕妇的枕头边，不能将安胎水碗打翻，术效为一周。

催生水　主要用于孕妇滞产、难产，方法用安胎术，只是将所画之水抹在产妇的小腹部，术效为两至三天。

迷魂水　苗医又称其为迷魂术，有安神舒心的效果，用于治疗癫狂之症或神志不清者。请巫师或苗医念咒画水，将所画之水喷在受术者头上，或让受术者喝下；对于不愿喝所画之水者，可将水混在水果、茶水或酒水之中让其喝下，喝的水不要让受术者知道。术效为半天或两至三天。

二、禁咒术

禁咒术与画水术相似，只是不用画水而是口念咒语和画符，常用且与医疗相关的咒术有取骇咒、安神咒、抽箭咒、计包咒等。

止血咒　此咒用于创伤止血封口，方法为：术者在伤口处画符，边画边念咒语，念完后用脚踏地板，血即止。咒语为："手执大金刀，大红沙路不通。手执小金刀，小红沙路不通。内血不出，外血不流，人见我忧，鬼见我愁，十人见我九人愁。老君坐洞口，有血不敢流。血公姓邱，血母姓周，不流不流真不流，祖师倒起流。奉太上老君急急如律令！"

小儿退骇咒　此咒可用于治疗小儿受到惊骇或伤风外感，哭闹惊跳，烦躁不安，不思饮食或吐奶等，咒语为："抬头望青天，师父在身边，请吾奉太上老君急急如律令，阴传师父，阳传师父（某某某），骇风退风，骇猫退猫，骇狗退狗，骇人退人。"术者念咒语三遍，每念一遍必在患儿印堂（双眉之间）、左手心、右手口各吸一口，随即吐掉。字符为"1＋1"，画于患儿印堂及两侧太阳穴处。

催眠咒术　苗族民间的巫师或苗医多将此术作为炫耀自己能力或法力的一种表演，也用于某些失眠患者。术者通过催眠术使受术者安然入睡，进入睡眠状态。其方法是受术者双眼蒙上布，端坐，双手自然放在双膝上；施术者口念咒诀，同时双手轻轻拍打手术者膝盖，使受术者逐渐入睡。

三、捆扎术

苗医捆扎术是指用细线绳捆扎在患儿手指及脚踝处，用于治疗小儿走胎病的一种奇治方术。小儿走胎相当于中医的疳积、现代医学的小儿营养不良病。苗医根据临床表现将其分为十二胎病，即走马胎、走牛胎、走羊胎、走鸡胎、走狗胎、走猴胎、走猪胎、走猫胎、走人胎、走花胎、走金胎、走银胎。操作方法为：上午7—9时，医者将三根线编成一根三股线。医者蹲在大门槛外，面对室内。家属抱患儿坐在门外的椅子上，面朝室外，捆扎时不能与人讲话，如有旁人问话也不要回答。用备好的股线绕在患儿的手腕上，绕成手圈状，绕圈打结时医生要闭气，捆扎好后剪掉多余的线头，而后医生才能放气呼吸。然后再用上述方法捆脚踝。

四、秘诀术

苗家秘诀也称为口诀，是指将事物的主要内容编成顺口的便于记忆的词句。苗家口诀是苗医在诊疗活动中的一种神秘现象，苗医在医治某种疾病时需要念口诀。念口诀一般都是默念，口唇可动，但不念出声。在念口诀时，一般要手持点燃的香烛、纸钱，面对堂屋内的神龛默默祈祷，鞠躬作揖，祭拜神灵，口中念念有词，营造神秘的气氛。

苗家口诀广为承传，苗医在医事或法事活动中念口诀，也有其他神职及普通民众在某些与医疗相关的活动中念口诀。湘黔边地凤凰一带民间口诀种类较多，按形式或作用可分为以下几类：

（一）医事口诀

与医疗活动有关的口诀，简称为医事口诀，常用的有以下几类：

退烧口诀　遇小儿高热不退，苗医用手法（推拿）退热。方法为：医者双手拇指蘸点清水或姜汁等，在小儿虎口处反复推拿，男左女右。一边推拿，一边念口诀："上不天荒，下不地漏，鬼道无门，退烧。"边念边推，连推三十六遍，可退烧。

取吓口诀 吓，即小儿受到惊吓，或因伤风而引起的哭闹惊跳、烦躁不安、不思饮食、吐奶等症。取吓时，医者用手蘸水在小儿的手指内侧、面部及额部等穴位分推。在推拿治疗时，念口诀："上推三十三天，下推十八地狱，左推左灵，右推右灵，不推自己灵。"连念三遍。而后，医者用嘴唇吮吸小儿面额三下，即右、中、左各一下，然后将口中唾液（口水）用力吐出。念口诀："呸！呸！呸！狗夹（叼）去了！"意为小儿受惊吓之物被取掉，被狗咬去，吓被去掉。

除邪病口诀 由某些精神因素或不明原因引起的疾病，苗医称为邪病，如遭放蛊引起的蛊病，以及失魂、癫病等。这些邪病用药物治疗效果不佳，故用念咒方法医治。口诀为："何方仙神，该休则休，该止则止，哪来哪去，各回尊位。"

除心病口诀 苗医的心病相当于西医的心脏疾病。医者在念口诀时，嘱患者先把双手放在头顶上。此时医者请先师，随后双手掌对搓，手掌热后双掌放在患者丹田处，默念口诀："眼观一朵莲，师父在眼前，心中莲花开，莲花疗疾来；莲花开，莲花合（连念四遍）；莲花鲜，莲花香，莲花香气扑鼻来。"此法是以莲花开合的形式疗疾，是苗医以形治形的治疗方法。莲花的张合类似心脏的舒张与收缩，莲蓬也近似心脏的形态，故曰以形治形。

火疗法口诀 苗医用火功疗法治疗风湿痹痛，主要是用点燃的酒火或油火拍打患处。在治疗时一边念口诀，一边治疗。先念请神口诀："请火神给我能量，你的圣火治百病，火到病除。"后念咒语："金木水火土，对火不烧手，别人拿去无用处，弟子拿来治脚手。"在念咒的同时按男左女右的习俗，打三个圈。

皮肤病口诀 苗医认为皮肤病口诀能治疗各种皮肤病症。口诀为："一圈天地沉，二圈鬼神惊，三圈魔穴回，四圈咒且精，五圈虫土出，杀退羊公、羊母、羊子、羊孙，羊穴送圈，一切无名肿毒。吾奉太上老君急急如律令。"

念诀时,医者用手指在患处画三圈,圈从中到外,即从小圈到大圈。

止血口诀　外伤出血时,可用念口诀的方法达到止血目的。口诀为:"一二三四五,金木水火土,不施神仙树,意捏黏土堵,中间止红流。"在念口诀后,在伤口周围画一个井字,在井字中间画一点,意为封刀口,血流不出。野外如有药物可采一点儿药外敷到伤口处止血。

杀疡子口诀　苗医将淋巴结肿大称为长疡子。杀疡子方法为:医者用左手拇指、食指与中指抓住疡子,右手拇指弯曲在内,食指、中指并成剑状,指向疡子成杀猪状,在疡子处来回划动,一边划,一边念口诀:"杀疡子,斩疡孙,杀得疡子断子又绝根。"连念三遍,放开左手,疡不会疼痛,过三至五天会好转或愈。

红眼病口诀　苗医将结膜炎称为烂眼病或红眼病。为防烂眼病相互感染,可用意念口诀来防治。口诀为:"烂眼烂浆,挂在屋檐上。苗子看见了,砰地打一枪。""烂眼烂眼,莫过①我眼。我眼有药,烂得你眼像粪勺。"

(二)画水口诀

苗医画水疗法是用于治疗外因性疾病的一种方法,如伤痛、出血、骨折、烧伤、鱼刺卡喉、发热等病症。苗家画水者一般都懂一点儿气功,在画水念咒时运气,用气功加"法水"治疗病症。苗家画水种类较多,有封刀断血水、接骨水、雪山水、卡子水、安胎水、催生水、肚痛水、捉蛊水、封尸水等,画多种水就有多种口诀。

鸬鹚水口诀　用于化解骨刺卡喉。苗医认为所画"法水"能软化鱼骨。方法为:画水者(或称巫师)取一碗生水,用剑指(中指、食指并拢)在水面上横画三下,一边画一边念口诀:"狮子口,狮子牙,弟子跟你学仙法。"画三圈、念三遍口诀后,嘱患者将"法水"喝下。另一个口诀为:"赵泉赵良,悬梁虚空;九牛下水,合口合空。吾奉太上老君急急如律令。"如遇较大

---

① 苗家称传染疾病为过病。

的鱼刺、鸡鸭骨卡喉,还有一种口诀与方法:先拿一杯水或一碗水在水面上用手指虚拟写九个"龙"字,念口诀"天上金鸡叫,地下草鸡鸣。两鸡并一鸡,喉咙化苍海"。

卡子水口诀　主要用于消骨化刺,利咽通喉。口诀为:"画个圈圈,师父在身边;画个圆圆,师父在眼前。弟子叩请师父某某某,差言请师父添言,差语请师父添语。吞骨丹、化骨丹是骨化成水,五龙归大海,铁钉钢钉,一律磨成水吞。铁钉化成水,钢钉化水灰;是骨化成灰,五龙归大海,吾奉太上老君急急如律令!"

肚痛水口诀　口诀为:"抬头望青天,师父在身边,一抓肚肠,二抓软斗,一抓一好,二抓二好,三抓邪魔,杂种野鬼,要退则退,若还不退,五百蛮雷急急降得灵,奉请师父,吾奉太上老君急急如律令——轰!某年某月某日退。"施术者边念咒语,边做动作,边在水碗上画,画完喷三口水,连念三遍。据苗医传说,可隔山隔水画水念咒治疗肚腹痛。

封刀断血水口诀　口诀为:"抬头望青天,师父在身边。抬头看祖天师父,阳转阴教,阴传三坛两教祖师,老坛李某某,张坛李某某,奉坛邓某某,奉请麻某某、麻某某,来到我身边,塞河断,塞水干,塞血血不动,血转内筋骨,天不计,地不计,年月日不计,吾奉太上老君急急如律令!"

(三)外出防身性避险口诀

这类口诀有外出采药防身、藏身躲影时用的口诀。

避险口诀　外出途经险要地、鬼神地(坟地、吊死人地、枪毙人地等)、野畜出没地等,易出现恐惧心理,可念口诀以防身。口诀为:"出门经,出门经,出门头上坐观音。八大金刚前引路,八百罗汉护我身。出门弟子若有难,救苦救难观世音。"连念三遍。

出门经口诀　苗医外出采药或夜间出诊,路过险地或不吉利之地,需念口诀以防身。口诀为:"出门经,出门经,出门头上坐观音。八大金刚前引路,八百罗汉护我身。豺狼虎豹全走开,虫豸蚂蚁两边分。"连念三遍。

避身影口诀　苗家又称其为藏身躲影，意为将自己的身体与身影躲藏起来，使鬼怪、妖魔等阴物看不见，可避免伤害，保护自身。口诀有山林口诀与水潭口诀。山林口诀是在深山老林时所念："化吾身，变吾身，黄毛林里去藏身。风吹黄毛根根动，谁知哪根是吾身。"连念三遍。水潭口诀是遇到河流或水潭时所念："化吾身，变吾身，蓝丝草中去藏身。水打蓝丝①根根动，谁知哪根是吾身。"连念三遍。

意水口诀　这是苗医或会气功（武功）之人在遇到紧急情况下，为救治病人而采取的一种医治方法。其治法为：用水为药，口念口诀，将所画之水，嘱内服，以缓解疼痛，达到治疗作用。意水口诀分为两种，一是清水口诀，即用清水（不添加任何物质），念诀："师傅信息水，除病又健体。七七四十九，百病随水走。"二是茶水诀，即用开水冲泡绿茶②，稍放凉后，念诀："茶叶家家有，经我师傅手，七七四十九，百病随茶走。"

---

① 此处指生长在水潭或深水区的水生植物。
② 苗山盛产绿茶，民众有喝茶习俗。传说苗家药祖药王爷爷上山尝百药时中毒，以茶叶救命，因此茶被称为百药之王。

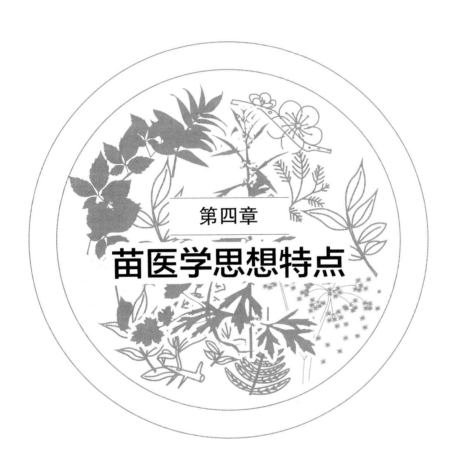

第四章

苗医学思想特点

神秘苗药，神在深山，秘在心间；高山出好水，深山出好药；苗医有秘方，世代传绝技。千百年来，苗族同胞对苗医药赞颂有加，视为健康的保护神。

第一节　苗药思想

一、苗药命名

苗药命名通常与药物来源、生长环境或药物特征有关。

按药物的来源命名：植物药又按木本、草本、藤本来源命名，如一支黄花、二郎箭、三叶鬼针草、四块瓦、五花血藤、六月雪、七叶一枝花、八角莲、九龙盘、十大功劳。动物药有穿山甲、蜈蚣、九尾虫、地蛄牛等。矿物药如朱砂，是凤凰县传统药材，也是我国著名道地药材。

按药物的生长环境命名：如生长在水边、河边的如水黄连、水芹、水灯心草等，长在岩石上的如爬岩浆、爬岩香、爬山虎等。

按药物的特征命名：按形状命名的如肥猪头，按气味命名的如满山香（满坡香），按颜色命名的如紫苏、红禾麻、白毛藤等，按季节命名的如八月扎、八月瓜、月月红、月季花、六月雪，按功能命名的如主治头痛的头晕药、主治肺癌润肺止咳的肺心草等。

二、苗药分类

苗医将药物按药性、功效可分为两大类：一是按药性可分为热性药与冷性药，凡味甜、麻、辣、香味药物属热性药，凡味苦、湿的药物属冷性药；二是按功效可分为六大类，即表药、消药、汗药、吐药、下药、补药。

另外，凤凰苗医还将药物按性能、生长环境、药物性状、颜色等分为公药与母药，如药物向阳生长、叶尖尖锐、颜色偏深或色红色紫、叶片呈单数、入血分、药性温热，为公药；反之，药物生长在背阳面、叶类圆钝、颜色偏浅或色白、淡黄或绿色、叶片呈双数、入气分、药性寒凉，为母药。公药相当于热性药，母药相当于寒凉药，在临床应用上热性药入血分、寒凉药入气分。

三、苗医组方

药物组方：苗医方剂由母药（主药）、子药（辅药或副药）组成。

用药规律：苗医认为，凡有绒毛的药物有止血之功，藤类药物有通散之功（如血藤活血、通血管），冷药治热病，热药治冷病，以色治色（以红治红、以白治白、以黄治黄、以黑治黑），以形定用（以节治节、以藤治通、以通治闭、以刺治积、以花开泻、以行解行），以毒攻毒，以克为治，以脏补脏等。

四、苗药炮制

苗药炮制的目的是减毒增效。苗药炮制方法较多，常用的有20余种，如炒法（灶心土、炒白术），煨法（煨信石，治顽癫），蒸法（糯米蒸仙茅），煮法（白酒煮鸡蛋，治牙痛），腌制法（如盐、花椒腌牛肉，盐腌鲜鱼，可药食两用）以及切制法、汗渍法、捣汁法等。

五、苗医采药

苗家采药历史悠久，千百年来形成了特殊的习俗与采药方法。上山采药时讲究禁忌，如遵守采药时令、采药敬神、采药禁忌等传统采药理念。采药时不能忘记祖宗传下来的老规矩、老方法等。

苗家采药、备药讲究时令，如苗家谚语"正月茵陈、二月蒿、三月四月做柴烧"，讲述了药物采集季节的重要性。

苗医上山采药前要敬六大神灵，即山神、土地神、树神、井神、洞神、河神。

苗家采药禁忌有"十不准"，如不采独药，不采未成熟的药，不采与毒草喜生的药材，不砍风景树、果树、路边树，不砍古树、枫树（苗家视枫树林为家神树林），不打独鸟（动物药）、怀子野兽，不捕怀子鱼虾，不准放快

（"放快"是指在采药前讲一些不吉利的话）等。

苗医在采药过程中，为了增强信心和勇气，减少恐惧心理和思想压力，往往需要念一些口诀。

苗医上山采药时常念口诀，如敬奉药王爷爷口诀、出门遇险时口诀、藏身躲影口诀、出门经口诀等，连念三遍。念出门经口诀是在外出采药或夜晚出诊时，经过一些不吉利的地方（如乱坟岗、埋有产内死的坟地、岩洞、水潭等），要念出门经口诀，目的是提高自己的火焰山（阳气），减少与阴性物质的接触，以避免一些不必要的损伤。

出门采药前，敬奉药王爷爷时念的口诀为："药王爷爷传我法，药王传法到我心；明日上山采药去，药王爷爷随我行；保佑弟子采好药，多采好药救病人；妖魔鬼怪远离去，虎豹蛇虫不临身；少饥不渴耐劳累，一路平安转回程。"连念三遍。

采药回来，敬奉药王爷爷时念的口诀为："药王爷爷传我去，药王传法到我心；前日采药上山去，如今平安转回程；感谢药王保佑我，山上未遇鬼灵精，一路采得好药材，采得好药救病人；救得病人赚的钱，再备酒菜敬神灵。"连念三遍。

传说药王爷爷是苗医的祖师，他传授苗家人认药、识病、治病、疗伤，也是保佑苗乡医药人员平安吉祥的福星。因此，苗乡采药、行医人员敬奉药王爷爷，平时在药王爷爷画像前烧纸钱、叩拜；外出采药、行医之前在药王爷爷画像前作揖、下拜；遇到不顺之事，在心中默念药王爷爷名号，以求平安；采药回来，洗浴更衣、准备酒菜、敬奉药王后，再去吃饭。

第二节　苗医学基本思想

中国苗医学基本思想体现在中国苗医学三大思想文化圈中，湖南、贵州、云南、湖北、重庆等地的专家学者经过40多年深入调查和文献整理研究，编著出版了20余部苗族医药专著,发表苗族医药学术论文300余篇。这些论著构建了中国苗医学理论体系,使中国苗医学成为祖国传统医学的重要组成部分。中国苗医学基本思想及文化特征在《苗族医药学》《苗医基础》《湘西苗医初考》《中国苗医史》《苗医整病技法》《苗医绝技秘法传真》《苗家养生秘录》《苗族医学》《中国苗族医学》等著作中都有体现。综合东部、中部、西部各区域苗医学思想特点,中国苗医学基本思想及特征体现在以下几个方面。

一、中国苗医学思想历史悠久

苗族医药是以远古神话、苗族古歌等口碑形式传承下来的,这些远古医药历史有神农尝百草、识药效、除病痛、始创医学,蚩尤传神药、医治百病,祝融传熟食、传按摩强身健体术、驩兜传丹砂、消疫除瘟,苗父药到病除、神传疾解,药王风餐露宿寻找药方、传承三千苗药、八百单方等。

二、苗巫文化传衍巫医一家思想

在远古时期,苗族是既重巫也重医的民族,千百年来苗家流传的苗族古歌等口碑文学中有巫和巫医的内容,真实地反映了苗族医学思想及医学文化是由巫文化传衍出来的,具有巫文化、医巫文化特征的苗族医学思想文化现象。

三、哲学思想指导的苗医学特征

苗医学的哲学思想主要体现在以下方面,具体如下:

一是湖南花垣苗医学在苗族生存哲学指导下的医学基础及临床实践。

二是黔东南苗医学的医学基础主要是在一分为二哲学思想指导下形成的,有两纲、两经、两病、药物的两性等。两纲即冷病、热病,两种药性即冷药、热药,病因有两种即内损、外因,治疗原则分为冷病热药治、热病冷药治。

第三节　中国苗医学域间思想特点比较

苗族历史悠久，是中华文明的一个重要源头，苗族人口较多，散于世界各地，中国苗族居住在以贵州省为中心的黔、湘、渝、滇、川、桂省区毗邻的西南地区。按苗族语言的方言分，中国苗族可划分为三个区域：一是以武陵山区为居住地的苗族东部区域，包括湘、黔、鄂、渝毗邻的20多个县市，为东部方言区；二是苗岭、大苗山、月亮山一带的苗族南部区域，包括黔东南、黔南、桂东北、湘西南的苗族居住地，为中部方言区；三是滇、黔、川边的乌蒙山一带苗族居住地，为西部方言区。我国苗族地区分布走向为由东向中、西连接成片，或区域性的民族交错杂居，构成了三块较大的苗族生活区。由于区域间的语言、生活习俗差异，形成了区域间的文化差异，构成了特殊的域间文化现象。苗族医药文化是苗族文化的重要组成部分，其域间苗族医药也各具区域特色及思想特征，是构建中国苗医药三大医药文化圈的基础所在①。下面就中国苗医学思想指导形成的苗医药三大医药文化圈与苗医基本特征进行比较研究，以探讨中国苗医学思想的形成与发展。

一、东部苗医学思想的基本特点

中国东部苗医学思想主要体现为这几个观点，即欧志安的观点、唐永江的观点、龙玉六口述苗族古老话传达的苗族生存哲学指导下的花垣县苗医观点（包括田兴秀等人整理的苗族三本论观点），以及龙再书、滕建甲等的苗族医药观点。

---

① 田华咏. 略论中国苗族三大医药文化圈的形成和特色［J］. 贵阳中医学院学报，2003：36－39.

（一）"英养"学说及一分为二的哲学理念

湘西凤凰苗医欧志安在 20 世纪七八十年代研究苗医史时提出苗医"英养"学说。"英养"这一东部方言区标准音的苗语语词是指某一事物的两个不同侧面，日常生活中亦多见"英养"一词①。"英养"可以指某一同类物的两个对立面，也可以指某一统一体的两个不同侧面，欧志安的"英养"观点与中医的阴阳学说从理论到实践都有相似之处。欧志安用"英养"学说贯穿苗医学，如苗医基础理论、病理、生理、药物、方剂、临床辨病立证等方面。

欧志安笔下的凤凰县苗医药，基本特征为：一是苗药四大特色，即命名的民族性、分类的特殊性、加工炮制的简易性、配方的灵活性；二是苗医的四大特点，即巫医一家、医药一家、医护一家、医武一家；三是疾病的四大门类，即内病门（内科病）、孺儿病（小儿科病）、外病门（外伤科病）、妇学门（妇产科病）。在临床上病症分为"英"和"养"两大类，三十六症为内病，属"英"症范畴；七十二症多为外病，属"养"症范畴。

湘西苗族对苗药的认识体现为一分为二的哲学理念，药性用公药、母药来分类。药物生长在向阳面的，叶尖尖锐的，植物小样的，颜色偏深或色红、色紫的，叶片呈单数的，入血分的，药性温热的，为公药；反之，药物生长在背阳面的，叶类圆钝的，植物大样的，颜色偏浅或色绿、色白的，叶片呈双数的，入气分的，药性寒凉的，为母药②。苗医公药、母药之分，即温热药与寒凉药的分类，在临床应用上，温热药入血分，寒凉药入气分。

（二）贵州省松桃县苗医观点

贵州省松桃县的唐永江③认为，在诊断上，苗医强调望、听、闻、脉、摸

---

① 欧志安．苗族医学方法初探［J］．卫生信息与管理，1986（4）：24-33．
② 杨德胜．苗药分公母简介［J］．中国民间疗法，2006，14（5）：13-15．
③ 唐永江．苗医学体系研究［J］．中国民族民间医药杂志，1994（2）：10-13．

的五法诊断；在治疗上，主张两纲、两病，如冷病、热病，坚持冷病热治、热病冷治的治疗原则；临床疾病上，整理出三十六经、七十二症、四十九翻、小儿十二胎病（小儿走胎）、新生儿十二抽病，以及七疗、八癀、花、疮、四龟病（肿块）等多种皮肤、肿瘤疾病。唐永江总结出"千年苗医，万年苗药"的苗族医药悠久历史之说。

唐海华等对贵州省松桃县苗族医药进行调研，认为在苗药的应用上，松桃县苗医总结出"甘甜多补体，酸涩止泻痢；辛香从辟邪，苦寒退火气；浆多补精血，香燥把火提；花叶多走表，根个多走里；味淡利水气，味咸软坚痞；对错有效应，用药医先品"的用药经验。松桃苗医有用药方法21种，如煎服法、鲜服法、兑服法（淘米水、甜酒）、熏洗法、捆绑法、贴脐法、拍击法等。常用药物剂型20多种，如汤剂、散剂、熨剂、吹剂、贴剂、灸剂、吊剂、捆剂、气雾剂等。传统疗法有刮痧、取骇、推拿、灸法、灯火、画水、履蛋法、抽箭法、捆胎法、咒包法、还愿等外治法[①]。

（三）湖南省花垣县苗医龙玉六的观点

花垣苗医学思想源于田兴秀记录的老苗医龙玉六的口述文献，主要体现在苗族生存哲学指导下的苗医药基础理论、临床医学、苗药学及养生保健等。龙玉六强调一切事物由搜媚若、各薄港搜、玛汝务翠三大要素组成，提出三者不能缺一的苗族生成哲学，他认为人体生理、病理、病因、疾病的发生、发展与转归都与生存哲学密不可分。在病因上，他认为毒、亏、伤、积、菌、虫是致病原因。在病候上，他认为苗药分为17大类。他将苗药的性味归纳为酸、甜、苦、辣、麻、酿、咬、香、皮、咸、热、冷、假、臭14种；不同性味的药物具有不同的药理作用，即酸的止泻甜的补，苦的退火辣退气，麻的止痛酿的赶（气），咬的败毒香健胃，咸的能赶表，臭的败毒假止涩，冷治热

---

① 唐海华，刘乐群. 黔东苗医药调研工作报告［C］//贵州省苗学会2004旅游专题研讨会论文集. 2004：216-224.

病热治冷，不冷不热交环医，软治硬来硬治软，红治红来白治白。在传统治疗上，他认为有 16 种治疗方法和 49 种方术①。

二、中部苗医学思想的基本特点

中部苗医药是以黔东南为中心并辐射周边苗族地区的苗医学体系，其核心体现在以下几个方面。陆科闵认为，疾病分为冷病、热病，称两纲；冷经、热经、半边经、快经（包括哑经）、慢经称为五经；疾病有三十六大症，一百零八小症，七十二症，基本上形成了苗医的两纲、五经、三十六症、七十二疾、纲、经、症、疾的理论模式。他还认为：苗族应用一分为二的哲学思想，将复杂的疾病和上千种药物，众多的致病因素，种种疾病的后果高度概括为冷病、热病，冷药、热药，外因、内损②。在病因上，苗医认为与自然环境的影响、饮食不调、意外损伤、劳累过度、房事不节、先天不足等因素有关。在诊断上，用望、听、问、脉四种方法。在治疗原则上，采用冷病热治、热病冷治。在治疗方法上，采用内外兼治的方法，以内治为主，辅以外治。苗医传统外治法有放血疗法、暴灯火疗法、气角疗法、滚蛋疗法、发泡疗法、熏蒸疗法、火针疗法、抹酒疗法、刮脊抽腿法、拍击疗法、外敷疗法、外洗疗法、热熨疗法、药针疗法、饮食疗法、体育疗法等 17 种。在疾病的归类上，分纲、经、症、疾、翻、龟、小儿胎病、新生儿抽病、疔、癀、花、疮、丹、杂病等。在疾病的命名上多以取类比象命名，如以动物、植物形象，家用物品及用具，疾病的主要症状，病灶色泽，病变部位与植物形象结合等方式命名。

黔南苗医药与黔东南一带苗医药大同小异，无明显区别。文明昌提出医药结合、医护结合、防治结合、医巫结合、医商结合，治法上有解毒法、通

---

① 奇玲，罗达尚. 中国少数民族传统医药大系 [M]. 赤峰：内蒙古科学技术出版社，2000：539 - 569.
② 陆科闵. 苗族医药理论体系概述 [J]. 中国民族民间医药杂志，2000（6）：319 - 325.

窍法、走脉法和祛风除邪等治疗法则。

三、西部苗医学思想的基本特点

中国西部苗医学思想的收集整理与研究，起步较东部、中部晚，在专业学术会议上交流的主要观点如下[①]。

病因有毒、亏、伤、积、菌、虫六种致病因素，云南苗医简称为致病六因。这六种病因都能在人体内产生毒害力，使人体致病，故当地苗医认为无毒不生病。

在疾病的诊断方法上，通过把脉、听声、观色、问病与手的触、摸、扣、打、刮、按、搬、测量等方法观察人体肤色、精神的变化、体温、脉搏、呼吸、心跳、血压、语言、反射功能等方面的异常。同时观察患者的汗水、尿液、血气、指纹、舌象、目色、鼻窍、咽喉、口腔、耳道、肛门、尿口、淋巴、筋骨、皮肤等形态结构的变化。

在苗药的应用上，苗医多用植物药，辅以动物药或少量矿物药。苗药性味功能分三性，即热性药、冷性药及和性药（不冷不热药）。苗医治则为热药治冷病、冷药治热病和补药治身体亏损病。药物的结构决定药力及药性，药物质黏者易消化，可补气力、清头脑；质糯者难消化，可强筋化血，易引起肚肠伤；质沙者好吃，补血肉和血脉，不易消化，易多屁；质面者糊口，补肉补气、利关节，较易消化，多食令人胃弱。

在苗药的采制上，植物药要在有效成分富足时期采集，其中根类药物宜在植株茂盛至翌年抽苗前采集，茎叶类宜在生长旺盛期采集，花类宜在待放时采集，果实宜在初熟时采集。植物药的采集力求娇嫩鲜美，皮类以浆汁富足者为佳。对动物药的采集，如鱼、虾、虫、蛇、兽类等要辨别真假，腐败（烂）者不能入药。矿物药、金属药需剔除杂质。

---

① 刘慧鹏，贾小娇，扆雪涛，等．云南民族药特色的调查研究［J］．云南中医学院学报，2006（S1）：65-67．

苗医疗法有自然疗法和传统医疗方法，外治法有捶打疗法、砭针疗法、刮痧疗法、竹筒拔罐疗法、按摩疗法、针刺疗法等。

四、关于苗医学思想相关问题的探讨

关于中国苗医学思想与苗医学基础理论体系的构建，几代人对各域间苗医学思想及特点进行深入研究，探讨出符合苗医学理论与实践的思维方式，形成了中国苗医学思想及苗医学理论。但在苗医学思想与基础理论构建中尚需进一步丰富与完善，需要深入探讨，汇百家言，聚千人慧，共筑苗医学思想大厦，共建苗医学坚实理论基础。麻勇斌认为："苗族医药基础理论的研究，还处在没有找出贯通整个医理、药理这一知识体系的核心理念之混沌局面中。""苗族医药基础理论所遵循的是生命哲学的理念……这些理念完全异于中医和西医所遵循的哲学思想，所以，价值不言而喻。"[①] 从事社会科学和哲学研究的麻勇斌，对苗医学基础理论的关注是有其道理的。不管是西方医学、祖国传统医学，还是各民族医学都有其生命哲学的理念。苗族医学的哲学理念是什么？这是摆在我国苗族医药研究人员面前的一大课题，也是直面我国苗族医药生命力的课题。近年来，国内苗医学界对苗医学哲学问题发表了几种不同的学术观点，代表了苗族医学的医学方向和哲学观点。

一是一分为二的哲学理念。贵州苗医通过对苗族医药理论与临床、药物的系统研究，认为在哲学层面上应坚持一分为二的理念，在苗医理论与实践方面得以体现。如苗医的两纲，即冷病和热病，一冷一热构成了疾病的两面性；两种治疗原则，即冷病热治、热病冷治；药物的两种分类方法，即热药、冷药；两种病因，即内损、外因；治疗上，分为内治、外治。湘西凤凰苗医的"英养"学说，也是用一分为二的理念，认为一切事物，如人体、疾病、药物、治疗、康复都由两个方面构成。

---

① 麻勇斌. 苗族医药传统知识体系中的"元哲学思想丛结"[J]. 贵州师范大学学报（社会科学版），2005（4）：34－39.

二是三本论。湘西花垣苗医生存哲学中的三本论理念,强调一切事物由搜媚若、各薄港搜、玛汝务翠三大要素组成,即物质、能量和条件三者不能缺一;认为苗族医学的理论与实践离不开三本论,人的生、老、病、死与生存哲学密不可分。

三是元哲学思想。麻勇斌认为"苗族传统知识体系所依托的原则、规定和理念,以及相应的医理、药理之内部逻辑"[①]与元哲学思想有关。苗族元哲学中的生命理念在医药知识体系中得到延展,苗医和苗药的神性、特殊的医行为和药行为、巫医的一些奇特现象、疾病与健康等,均与苗族元哲学理念有着千丝万缕的内在联系。

四是苗族生命意识衍生的医药逻辑现象。麻勇恒认为苗族医药是苗族生命意识衍生的医药逻辑,因此,人在与疾病抗争、消灭疾病以实现人类正常生存繁衍的过程中构建了丰富多彩的医药文化。人类医药知识体系是由医、病、药三大知识板块构建的,在医、病、药的关系中,医与药都是围绕病而构筑的知识载体。苗族的传统知识体系在逻辑上是通过苗族生命意识这个平台来注解的,苗族医药的医与药之间存在着内在的逻辑联结。苗族的传统医药知识体系中并没有阴阳、五行等中医理论框架的影子,苗族传统医药理论与以阴阳五行为基础的中医理论有着鲜活的内在差别。归纳起来,中国苗族医药知识体系是苗族生命意识锁定下的文化构建[②]。

苗医学思想与基础理论,是多年来国内众多学者一直探讨的课题,有些已经得到学术界的广泛关注和认可,有些还在积极探讨中。不管是认可的或是在探讨中的观点,都促进了苗医学的繁荣与创新,推进了苗族医药事业的发展。构建一种医学体系的基础理论不是易事,需要多少代人的艰辛努力,

---

① 麻勇斌. 苗族医药传统知识体系中的"元哲学思想丛结"[J]. 贵州师范大学学报(社会科学版), 2005 (4): 34-39.

② 麻勇恒. 苗族生命意识衍生的医药逻辑诠释:以东部支系(湘西方言)苗族为例[J]. 贵州民族学院学报(哲学社会科学版), 2006 (5): 130-133.

需要大量的探讨研究、长时间的医学实践，只有严于医学实践而形成的苗医学思想、医学基础理论，才能构筑苗医学体系的大厦。

关于我国苗医学思想及理论研究，麻勇斌提出质疑，认为我国苗医学思想，特别是苗医学基础理论研究存在着缺陷，这些缺陷主要体现在几个方面：一是翻译中医相应内容为苗语，力图创立苗医学理论，其结果为类似中医的苗医现象。二是苗族医学研究的哲学思想套用不当，与实际运行在苗族民间的多种医药文化现象所遵循的传统知识体系之哲学思想是不同的。国内有学者提出的一分为三的生存哲学模型，不是一个具有苗族传统知识意义的发明，而是对阴阳八卦、五行生克、一分为二等哲学模型的变模式表述和苗语化注解，一分为三生存哲学没有可靠的苗语古籍作为基本支撑。麻勇斌认为哲学缺失的苗族医药研究，存在两个方面的缺陷：一是规避所面对的复杂奇异的特别是载于巫文化之船的医行为和药行为，只开展药物收集和对那些收集到的药物进行药物实验、成分分析等；二是找不到苗族医药传统知识体系的内部逻辑[①]。

通过对中国苗医学多种观点的比较研究，可以看出我国苗医学域间思想、基础理论各有特色，异同分明。湘西花垣苗医主张用苗族生存哲学（三本论）指导苗医学的理论与实践。贵州苗医总结出两病、五经、三十六大症、七十二小症及治理原则的两纲等苗医学思想特点。湖南凤凰及湘黔边区的苗医用"英养"观点指导苗医理论与临床等。各域间苗医有各自的医学特色，这与当地的多元文化背景及民俗文化有着渊源关系。如何将各域间的苗医学思想、苗医药特点相互融汇，构建统一的中国苗医学，是我国苗族医学界共同研讨的一大课题。苗医学思想及苗医学基础理论的研究，要找出苗族医药发展的自身规律，探究出具有苗族文化基因、医药文化特质的苗医学思想，以指导中国苗医学基础理论的构建。在苗医学思想及苗医学基础理论指导下的苗医药临床实践，才能为广大群众提供优质、安全、有效的健康服务。期望苗医

---

① 麻勇斌. 论苗族医药基础理论研究的缺陷 [J]. 贵州社会科学，2006（1）：29 – 33.

学界的专家学者们，特别是活跃在苗区的苗族医药人员，携手共创我国苗族医药的美好明天。

第四节　苗医学思想对人类医学的贡献

一、对药物学思想的贡献

从远古苗族医药的神农尝百草、识药效、除病痛，蚩尤传神药、医治疾病，到一个药王身在四方、行走如常、风餐露宿、寻找药方，形成了三千苗药八百单方、千年苗医万年苗药的苗族药物学思想。苗族药物学这个历史过程比中药或其他传统药物学历史长得多，这就是没有文字记载的千百年口传至今的苗族药物发展史。苗族医药对人类医学最为重要的贡献就在这个闪光点上。

二、对传统外治疗法的贡献

苗医的传统外治疗法可追溯到远古的祝融时代。传说祝融将上天广寿子传授给他的《按摩通精经》一书中的按摩方技传给百姓，百姓用按摩术来健体强身和医治疾病。

传说屈原在沅湘民间收集药浴法，他在流放沅湘时著作的《离骚》中记录了用药物汤沐浴的方法。"浴兰汤兮沐芳"，兰，秋兰，现称泽兰，用泽兰煎汤沐浴，即浴疗，以治疗疾病。这是我国传统药浴疗法最早的记载。

三、对医学理论的贡献

苗医学理论与传统中医理论由于文化背景的差异，其理论基础是遵循自身的文化而发展起来的。苗族人民居住在南方的崇山峻岭中，根据季节的变化和生产生活的需要，结合气象的特点，将一年分为冷季和热季。苗医将疾病的原因、治疗与转归,遵循气象学特点来诊治疾病。因此苗医学理论由两纲、两经、两病、药物的两性等组成,由两因苗医思想而构建的苗医学理论是独具人文特色和苗医学思想特色的医学理论。

在医学哲学层面上,苗医用一分为三的哲理理念指导医学实践。这是对人类医学哲学认识上的又一重要贡献,将人体、疾病、药物三因思想有机地联系起来,用物质、能量、结构三元思想来认识人体、疾病,丰富了祖国传统医学理论。

四、对预防医学的贡献

苗族的预防医学始于驩兜。驩兜尚赤是指驩兜时代用朱砂消除瘟疫、防治疾病的预防医学思想的真实记载。驩兜族人在舞蹈祭神中喜用赤土涂脸,在生活中将朱砂碾末撒于室内外以驱虫杀毒。黔东南一带,女子喜用朱砂抹擦在额和唇上,以表示吉祥和祭祀祖先。驩兜尚赤这一早期苗医预防医学思想在苗族预防医学史上写下了最先的一笔,也为人类预防医学做出了贡献。

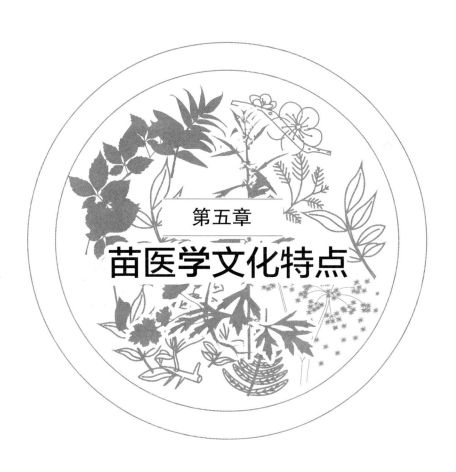

第五章
苗医学文化特点

从巫楚文化、辰州符文化、五溪文化等多元文化对中国苗族文化的影响，探讨苗瑶语民族医学思想的源头。

第一节　苗族文化与多元文化

中华文明是在多元的中国、多元的文化、多元的民族、多元的地域、多元的生活等多元背景下形成的，我国苗族文明也不例外。

苗族文化历史久远，可追溯到三皇、五帝时代。三皇中的神农氏与苗族先民有着十分密切的关系，五帝时代的蚩尤是苗族公认的始祖，由神农氏、蚩尤创造的文化是苗族文化的根髓。历史上，苗蛮与华夏族的联系多表现为战争形式。早在三皇、五帝时代，苗蛮族群就曾与华夏族先民有过冲突，双方的战争在今陕、豫、鄂接壤的汉水中上游一带进行。这里所说的华夏族是指以夏族、商族、周族为核心的族群。华夏族居住在中原地区，四周居住着南蛮、北狄、西戎、东夷等。夷是对华夏族以外族群的泛称。南蛮居住在中南一带，其中有一支较大的蛮系，称为苗蛮系。苗蛮系由诸蛮组成，其中发展较快者就是后来的楚族，楚族最终融入华夏族。其中发展较慢的苗蛮，成为下一个历史时期以武陵蛮为主的民族共同体。到了宋代，苗族的先民已经从五溪蛮中分化出来，即宋代苗瑶已基本分化为两个民族。

中华民族的发展进入到华夏民族与四夷族群共同发展的时期，充分显示出中华民族相互依存、共同发展的特点。不管是在传说时代或以后的不同历史时期，各民族之间的文化都是水乳交融和相互依存的关系。春秋战国以来，苗蛮文化与华夏文化，与巴文化、楚文化、蜀文化、百越文化均有着密不可分的关系。中南地区有两大系民族文化，即百越系民族文化和苗蛮系民族文化，这两大系的共同文化——水稻文化将它们紧密相连。苗蛮文化与巴文化、楚文化、蜀文化等的另一个文化特质就是巫文化，都信奉巫鬼，重视祭祀。巫鬼文化成为苗蛮文化与巴文化、楚文化、蜀文化之间相互联系的纽带。苗蛮系民族文化的另一个特质，就是现今的苗族、瑶族、畲族（历史上统称为武陵蛮）都以犬作为图腾崇拜，即盘瓠崇拜。

我国历史上各民族文化中最具代表性的是夏族文化中的历法，商族文化中的制度文化、青铜文化和城市文化，周族文化中的周礼文化（"礼"指当时等级制度文化，包括吏官制度、礼乐制度、法律制度、教育制度等），苗蛮文化中的水稻文化、医药文化、宗教文化、巫鬼文化等，楚文化中的楚辞文化、楚巫文化等。从文化类型上讲，中华文化是由北部的游牧文化、中部的农耕文化和南部的游耕文化等组成的。苗蛮系族群是从中原迁到南方的，他们将中部的农耕文化带入南方。由于南方山区与平原的特点，苗蛮将农耕与游牧紧密结合，形成了苗蛮系的游耕文化现象。

文化多样性促进了苗蛮文化的发展，文化多样性促进了苗文化的演进；文化多样性成就了苗族文化的辉煌，文化多样性成就了中华文明。

第二节 巫楚文化对苗医学思想的影响

一、巫楚文化特点

战国时代的楚国是当时疆域最大的国家，由楚人创立的荆蛮文化、巫觋文化等被后人称为楚文化。其文化物质植根于楚地，但又受到华夏文化、巴蜀文化的影响。以伟大诗人屈原为代表的楚文化，其作品《离骚》《天问》《九歌》《九章》《远牧》《招魂》等，以及被誉为先秦古籍的大百科全书的《山海经》，则是楚文化的缩影。楚文化在中国古代文化历史上产生过深远的影响。

巫楚文化作为文化概念，是指远古至秦时代楚民区域的巫文化及其遗留。《汉书·地理志》记载楚人"信巫鬼，重淫祀"。《宋元戏曲考》记载战国时楚人尚巫，当时"周礼既废，巫风大兴，楚越之间，其风尤盛"。楚地民俗或仪礼中的巫鬼、巫医、巫音等现象，处处皆见，是楚俗尚巫的原始拜物教文化或自然情感文化现象的写照。

巫楚文化是指楚地由楚人所创立的巫觋文化。楚人习惯用巫术解释或处理日常生活中遇到的事情，如祈祷、咒语、符印、密字、画水、画符等。巫觋文化是楚人在各种仪式或祭祀活动中产生的一种古文化现象。关于楚文化，范文澜先生在《中国通史简编》中指出："楚文化是以巫文化为主体，融合华夏文化的南方文化。"王光镐在《楚文化源流新证》中指出："楚国、楚地、楚人的文化是一个多元文化系统，其中占有楚公集团的文化才是最具有典型意义的楚文化。"张正明在《楚文化史》中指出："楚文化的成熟是以祝融文化为主流，以华夏文化为干流，以蛮夷文化为支流而成的。"郑英杰在《文化的伦理剖析·湘西伦理文化论》中指出："楚文化是一个开放的多元化文化系统，它以中原华夏文化为基础，以楚公集团文化为正宗，以巫文化为主干，同时融汇巴蜀文化、吴越文化等'蛮夷'文化而成。楚文化是夏商文化和土著文化相结合的产物，它保留着浓郁的巫鬼祭祀之风。"

二、巫楚文化与苗族早期医学思想及医药文化的关系

苗族早期医药文化除了药物外，其主要表现形式还有以巫术为主体的巫医思想及巫医活动。早在先秦时期沅湘民间的苗蛮系族群中，人的生老病死、祸福都依附于巫，在人们的心目中，巫是能起死回生的神人或仙人。在沅湘民间，人们把巫师治病称为敬神，生病了就请巫师治病。这种治病的敬神思想，是原始宗教信仰在先秦时期形成的楚国巫风。在苗蛮地区与医者有关的巫术有画水巫术、放蛊巫术。画水中有将军水、鸬鹚水等，巫师说，将军水能治突然晕倒的急症；鸬鹚水能治因饮食不慎、骨刺或鱼刺卡在咽喉部，即能化骨刺；雪山水主治烧烫伤；隔山水主治隔山跌打或刀枪伤；封刀口水能治刀伤；担血水主治外伤流血不止等。巫师在画水祈祷治病时，也辅以简单的药物、按摩、外治、气功等方法。巫师通过祈祷神灵，起到某些移精变气的心理治疗或信仰治疗的思想意念作用。

早期的苗蛮系族群用巫术治病，是那个时代烙在苗医学思想及文化上的印记。苗家的巫师、巫术及巫医对苗医学思想的传承起到了桥梁作用，也正是楚巫文化这座桥梁将巫医结合的苗医学思想及文化精髓传衍到今天，才有了当今的苗族医药学。

第三节　辰州符文化对苗医学思想的影响

湘西自古就是巫文化最为活跃的地区，许多古文化现象在这里沉积，成为中国很长很宽的文化沉积带。如巫傩文化中的傩祭傩戏、土家族的梯玛文化及辰州符等，就是湘西古文化中表现出来的多姿多彩的现象。湘西成为我国研究巫傩文化、符咒文化的原生态基地，被外界称为巫傩文化博物馆，同时也是我国巫傩文化及符咒文化的活化石。以下就深沉于湘西的世居少数民族苗族的符文化现象对苗医学思想的影响，以湘西苗医学思想中折射的符文化现象为例做一初探。

一、符文化的历史渊源

符文化包括符咒一类，是人类史前文化现象属于巫文化的源头之一，符咒一类饰物是人类史前文化的重要标志。符，《说文解字》解释为："信也。汉制以竹，长六寸，分而相合。"《春秋纬》中记载黄帝伐蚩尤"乃睡梦西王母遣道人，披玄狐裘，以符授之"。《龙鱼河图》对黄帝伐蚩尤故事记述为："天遣玄女，下授黄帝兵信神符，制伏蚩尤……帝讨之，梦西母遣人以符授之。帝悟，立坛而请，有玄鱼衔符从水中出，置于坛中，自是始传符箓。"在苗人始祖蚩尤与轩辕征战之时，轩辕途遇上天西王母，并授其符咒之诀，蚩尤大败。历史上的符咒系西王母所传，经轩辕黄帝而传于后世，也许这就是中国历史上符咒文化的源头。早期的符主要与国事、政治、军事等大事连接在一起，如《史记·孝文本纪》记载"初与郡国守相为铜虎符、竹使符"，以符发兵遣将。符就是符箓，传说是人与阴阳界交往的凭信，是天神、地神的符令。符咒是通过运用符箓或咒语，达到超越人力、役使鬼神的力量。

关于符的起源，姚周辉认为始于春秋末年、战国初期，秦汉时期最盛行[①]。符用于医药治病始于秦汉时期，当时的方士开始用符咒为人治病。在长沙马王堆汉墓出土的医书《杂禁方》《五十二病方》中记载了用符咒治疗伤者出血、婴儿惊风、烧灼、狐疝等多种疾病。《后汉书·方术列传》记载了徐登、赵炳善巫术越方，"时遭兵乱，疾疫大起，二人遇于乌伤溪水之上，遂结言约，共以其术疗病"。当时的越方，是将持咒与气功结合的气禁之术，即禁咒符水之术。这种符咒之术是秦汉时期巫师方士的专长，后与阴阳五行学说、汉儒的图纬之学结合而逐步形成了具有巫特质的符箓文化。符文化在形成过程中，从道教、儒学和佛教相互吸纳之中衍生而来。符文化与道教的渊源关系较佛教、儒学更深，有许多关联的因素，但符学又是相对独立、自成体系的一种文化现象。符在我国流传很广，可以说有道士或巫师的地方就离不开符。在道教中，有关符咒起源的一种说法是伏羲制八卦，开符箓之先河。神汉术士为了骗人钱财，也常用符咒术达到其目的。

二、湘西符文化的特点

世居湘西的苗族以"信鬼好巫，多神崇拜"而著称于世。早在汉代，史载楚地之俗为"信巫鬼，重淫祀"。在这样的环境下，自然离不开符咒。传说湘西的苗巫师就有通晓人与鬼神的法术（即巫术）者。苗巫师在施行法术时"就是用符咒等迫使自然力和自然物服从人的意志，以满足人的生存及其他方面的需要"[②]。

湘西苗巫师，苗族称其为巴代。苗族符术的内容较多，涉及生活中的方方面面。大体可分为：驱魔赶鬼类的符，如平安符、桃符、保命符等；治病

[①] 姚周辉. 神秘的符箓咒语 [M]. 南宁：广西人民出版社，2004：6.
[②] 石朝江. 中国苗学 [M]. 贵阳：贵州大学出版社，2009：426-427.

类的符，如取吓符、将军水、鸬鹚水、雪山水、封刀口水、止血水、隔山水等；情感方面的符，如回心转意符、恩爱符、专情符、姻缘符等；在各种生产生活中特定场所贴符，如确保六畜兴旺符、人丁兴望符、五谷丰登符、镇宅安民符、行人旅途平安符、斩妖除邪符、生产安全符、满载而归符等；其他符，如还魂符、辟邪符、挡箭符、挂贴符、请神驱邪符。

湘西苗巫师在符的制作上有严格的程序与规则，不能随意画图或创作。湘西符一般有符头、符胆及符脚，三者缺一不可。符是按功用画制而成的，每道符均要按各自的功用，即何事、何地、有何用途而定，由巫师画符。符的种类可根据介质不同，画出有形或无形的符。有形的符包括：用笔墨画在纸上的符，称为纸符；用锉子刻在木板上的符，称为木板符；雕刻在岩石上或石壁上的符，称为岩符或石壁符；直接用木棒画在地上的符，称为地符等。用燃烧或纸钱画在水碗、酒杯、鸡血碗中的符水，可嘱人饮或倒在特定的地方。还有巫师利用筷子、利剑、燃烧的香棍或纸钱在空中、水中画符，口中念咒，以达到其目的，这些都是无形的符。

符的处置形式有贴符、焚符、佩符、吞符、煮符水法、用符水擦法、洗法等。如贴符，一般贴于门户之上额的镇压类符箓，需要镇宅各符，要贴于房屋的正梁之上。佩符是人戴在身上，以避人生不幸之事。为病人治病的符咒称为吞符。画吞符时，巫师要根据患者的病情，画出对症之符，嘱患者吞服，一般将符焚化后吞服符水。煮法是将符放入药罐里与药煎煮或单独用白水煮符，服符水。擦法是用符燃火后冲阴阳水擦头部、胸部、背部等身体的有关部位。洗法是将符箓放入盆中焚化成灰后，冲阴阳水洗澡或洗身。

三、符文化与苗族医药文化的关系

符箓作为一个历史符号，虽然现在远离了人民的视线，但在有着特殊多元文化背景下的湘西山区——国内遗存符咒文化最多的民族地区，依然在民间流传，沉积较深，对当地世居少数民族文化心理仍有较深的影响，如画符念咒、符水治病在湘西民间犹存，时有患者请苗巫师画符念咒以祛病疾。湘西苗巫师用符咒治病祛疾的方法较多，方式多样，下面简要介绍符文化对苗族医药文化有影响的一些符咒方法。

（一）符对苗医学思想的影响

符作为一种古文化现象对湘西土家族、苗族等世居少数民族影响至深，融于各种文化活动之中，其中在医疗活动占据一定市场，用符事达到画符治病，驱邪禳祸，使人们安康的目的。湘西的符事主要体现在画符、画水等符文化医药现象中。古代湘西盛行符事活动，《荆楚岁时记》记载正月初一民众服桃汤，"桃者，五行之精，厌伏邪气，制百鬼"。湘西历来有种桃、吃桃习俗，传说农家在屋前屋后栽上几株桃树可祛鬼邪，在民间有鬼怕桃符的传说，其意为桃符能镇邪劾鬼。

苗族同胞认为许多病是由鬼邪引起的，民间多请巫师用符箓咒语术治疗疾病。画符一般分为两种，一是实物符，即将符画在实物上，如木符、纸符、布符、绢丝符等；二是水符，即在盛水的器皿上用手指对着水画符。苗族巫师治病多用符水而少用纸符等实物符，即主要是以画水符方式防病治病，如雪山水、隔山水、担血水、鸬鹚水、取吓水、吹胎水、保胎水、化乳水、肚痛水等。

（二）苗族民间用符箓咒语防病治病

湘西苗族民间用符箓咒语防病治病的种类与方法较多，但以画符、画水、咒水治病法较常见。下面简要介绍几种，以探讨符文化与苗医学思想的关系。

解天狗　解天狗是湘西苗家遇到家人患病或子女夭折时，说是惹了天狗煞，要请苗巫师敬神解天狗行法事。在行法时，苗巫师将被解者周身用布匹和符箓神像缠裹，而后边舞蹈边念解天狗咒诀，并做各种梳解动作如钉狗头、钉狗口、钉狗尾等，以解天狗。咒语有梳解天狗咒、黄斑恶虎诀、死狗诀、狮子诀，其咒语为："戌年戌月戌时，户主重病缠在身；此时师公来解鬼，解除天狗结冤深……"咒诀共28行，此为开始的前4行，后24行略。其后还有梳解咒10行、造刀诀12行、造鸡口诀6行、造符口诀27行。这些口诀多为7字行诀，也有5字行诀。解狗法事通过符箓、念咒诀、梳解咒、造刀诀、造鸡口诀、造符口诀等过程，以解天狗之煞，除病疾。

鸬鹚水 以鸬鹚食鱼化骨为意向，意为鸬鹚是食鱼动物，能化掉鱼的骨刺，故画鸬鹚水可治鱼骨刺鲠喉。喝了巫师画的鸬鹚水，卡在喉咙的鱼刺就能吐出或吞下。巫师在画水时，一边用手指在盛水的碗上画符，一边念咒。口诀为："月出四柱起，切尽肮脏鬼，愿吾变猴生，正正变吃水。叫变就变，若有不变，弟子画起六月太阳晒变；叫融就融，若再不融，弟子画起六月太阳晒融。若再不融，弟子画起五百蛮雷打融。抬头望四方，九龙下天堂，龙来龙脱爪，虎来虎脱皮，山中百鸟脱毛衣，步步成钢，动手成划。"这段口诀，做法事者要反复念三遍。巫师画完鸬鹚水后，用中指蘸水向空中弹三次，后嘱被鱼刺鲠者口服。

隔山水 主治隔山跌打损伤或刀伤患者，如有人听到隔山伤者呼救之声，对着伤者方向即可念画水咒语进行救治。口诀为："隔山按山，隔水按水，画鬼担，砍鬼山，老龙深到深龙滩。请到木山李老格，不怕杂鬼并远鬼。左手画天雷，右手画地雷，画起五百蛮雷。"

封刀口水 顾名思义为主治刀伤的符水，口诀为："太阳出来一点红，手执金鞭倒骑龙，一口喝断长江水，弟子按脉血不流。"画符水者连续念此咒三次，可使刀伤封口。

另外，还有一些画符念咒画水较为复杂，如雷山水、难产水咒、解胎水咒、将军水等多种形式。如将军水，巫师、法师等从事法事者，在画符水时要先请师，念请师口诀，再念画水口诀，要连念第一将军、第二将军、第三将军，一边动脚，一边喊。念完一次，作法者喝水一口，并喷在病人身上，同时顿脚，再接念咒语。

在湘西苗族民间，符文化源远流长，内容丰富多彩，符事影响到人的生老病死、人体安康、婚恋、生意兴隆、六畜兴旺、风水意向、社会安定等各个领域，可谓无符不有。不论建房、选宅基地、防盗镇盗、生病、死亡等，都要请法事者画符、念咒以祛邪保平安。符箓、咒语在医事活动中较为活跃，对苗医学思想产生了深远的影响。医事与符箓、咒语、法事本是互不相干的本质不同的活动，在历史上或当今湘西苗族民间却有相互交融的思想存在。仅凭法事者念咒、画符箓、画水来防治某些疾病，看似荒唐，但从人文思想角度来看有其深刻的内涵，值得探讨与研究。疾病是身体与心理失调而产生的，人的身体患病需要药物或非药物疗法治疗。人的身体患病多有心理疾患，除了药物治疗外，还应有非药物疗法或心理疗法，以达到身心康复的目的。湘西苗巫师是从事巫术的"神职"人员，他们从事的"法事"治病，很少用药物治疗，多采用非药物疗法的画水、画符方式，这与心理疗法有密不可分的割舍不断的关系。符箓、符水是法事者给予患者的精神食粮，用心理意识来抗抵疾病。如一位患有恶性肿瘤的癌症患者，在未知晓自己的病情时，身心都能适应临床上的治疗环境；但是一旦知晓自己患了不治之症，他的精神就崩溃了，这就是心理意识与思想活动的结果。而精神辞藻或精神食粮，以心理干预的方法激励人们去战胜困难或病魔，实现身心健康的需求。

民族文学专家邓敏文教授认为，符咒是人类受大自然的启迪，并试图用言语或符号来解决他们所遇到的种种困难。言为心声，符号也是心声的一种表达方式。由此可知，符咒实际上是人的精神世界的一种外在表现形式[①]。湘西苗族民间符事或巫术等活动中表现出来的心理要求和精神信仰，正是湘西苗族精神世界的一种外在表达形式。所表现在医事活动中的符事现象就是对符文化活动的重要解析，其文化意义就在于当地世居民族——苗族千百年传承下来的精神信仰和生活诉求而获得的精神需求，同时又是苗医学思想内涵的一种心理与精神信仰的内在表现形式。

---

① 梁波，李苑．辰州符：神奇还是神化［M］．北京：作家出版社，2007：7．

第四节　五溪文化对苗族文化的影响

一、五溪与五溪蛮地

五溪是指湘、黔、渝、鄂毗连地带，武陵山脉与雪峰山脉之间，以湖南省湘西和怀化市为中心的五条江河。秦汉时期，苗蛮之一的荆蛮逐渐向南方迁徙，定居在武陵山区，当时这一地区属武陵郡。荆蛮随着居住地的变迁，名称也随之变为武陵蛮。由于武陵郡内有五条河流，又称五溪，故武陵蛮又名五溪蛮。多处史料记载了五溪蛮，如《后汉书·马援列传》记载"武威将军刘尚击武陵五溪蛮"。《水经注》记载"武陵有五溪，谓雄溪、㵲溪……悉蛮夷所居，故谓此蛮五溪蛮也"。在《文献通考》中五溪为辰溪、酉溪、巫溪、武溪、㵲溪。

历史上的武陵蛮、五溪蛮是一个地域性的对少数民族的统称。生活在五溪地区的蛮族，除了现今苗族外，还有土家族、侗族、瑶族、白族等。有学者认为，还有一支漂泊在苗汉之间的瓦乡人，也是五溪地的蛮人之一。他们居住在湖南沅江中游及各支流沿岸的泸溪、古丈、永顺和沅陵、辰溪、溆浦等县交界处[①]。这些少数民族与五溪蛮在历史上有着千丝万缕的联系。五溪地区大体包括今天的大湘西（怀化市、湘西自治州、邵阳市西南）、贵州省的黔东北、黔东南大部分地区，渝东及鄂西南边境等地的30多个县市区，近2000万人口。

二、五溪文化

了解五溪之水及地域概念以后，下面简要介绍五溪独特的文化现象，主

---

① 周仁政. 巫觋文化：沈从文与巫楚文化 [M]. 长沙：岳麓书社，2005：9-10.

要介绍其具有代表性的文化。

一是楚文化。五溪地区是我国楚文化的重要发祥地之一，伟大爱国诗人屈原的主要作品，如《九章·橘颂》《九章·涉江》《九歌·湘夫人》等不朽诗篇，就是屈原在流放沅江及其支流时写下的，据传这些名著还是在溆浦写下的。滔滔沅水送走了屈原的身影，却留下了他的千古绝唱。以屈原为代表的楚辞文化世代在沅水的五溪地区传诵，永传不衰，五溪地区是当今我国楚文化保存最多、楚文化底蕴最为厚重的沃土。

二是秦简文化。在酉溪（酉水）中上游的龙山县里耶古镇出土了秦代简牍 3.74 万枚。这些秦简再现了秦王朝历史，也见证了"秦时明月汉时关"的边陲湘西历史。秦汉文化在武陵郡内的五溪地区传播，五溪蛮地与外界相互交流，促进了五溪地区的社会发展。

三是汉代的洞藏文化。我国洞藏文化历史悠久，著名的"学富五车，书通二酉"的故事，其出处就在五溪汇流之地沅江边的沅陵县二酉藏书洞。二酉藏书洞成为后代文人墨客的朝圣之地，沅水边的二酉藏书洞是五溪地区洞藏文化的历史见证。

四是盘瓠文化。苗蛮系族群共同的图腾盘瓠，在五溪一带遗迹遍布，有湘西凤凰的盘瓠石宝，吉首的盘瓠庙，泸溪沅江一带的盘瓠洞、辛女岩等，更为集中的盘瓠庙群是麻阳苗族自治县境内的盘瓠庙遗迹。在麻阳县漫水村，田姓盘瓠古庙始建于明朝永乐二年（1404 年），有 600 多年的历史，当地苗民年年都来祭祀盘瓠大王，庙里香火不断，使远古的苗族盘瓠文化在这里世代相传。

五是巫傩文化。在五溪一带，巫文化最为盛行，主要体现在当地民众歌舞娱神的巫风祭仪。在五溪地区素有"鬼神与山水共存，巫祭与人世相伴"的世代巫傩之风。五溪地域内的苗族、侗族、土家族、瑶族等少数民族巫医现象，就是从巫鬼神祀和崇拜现象中脱胎出来的，同时衍生出苗家巫医文化现象。

六是民族文化。这里所说的民族文化是指五溪地区的苗族、土家族、侗族、瑶族等少数民族民间民俗文化，如苗族的椎牛祭、吃牯牛等牛文化，土家族茅古斯、梯玛神歌等梯玛文化，侗族的侗族大歌等侗文化，瑶族的盘王大歌、当地洪水歌等瑶族文化。五溪地区的民族文化最具代表性的是土家族梯玛神歌、苗族古老话、侗族大歌等，是我国民族史诗的重要组成部分。

七是苗疆边墙文化。绵延于湘黔苗疆边陲的明代苗疆边墙，记录了近几百年来苗族兴衰的历史，记录了苗族勇敢、勤劳、强悍的斗争精神。苗疆边墙还显示了苗族精湛的建筑工艺，保存了苗族古老文化。苗疆边墙被现代文人称为南方长城，成为一种独具特质的苗疆边陲文化现象。苗疆边墙是一部读不尽的苗族史书，同时也是中国南方少数民族灿烂文化的瑰宝。

八是丹砂文化。五溪地区所产丹砂，也称朱砂，在临床上有重镇安神的作用，其产量为我国历代之最，储量居国内首位、世界第三位，也是我国著名道地中药材（现称地理标志性药材）。丹砂是历代五溪蛮向朝廷贡朝之宝，因产于古代辰州一带，故又名辰砂。五溪地区历代有重用丹砂的习俗，如在古代墓葬中洒丹砂粉，用于防腐防虫；用作装饰颜料，在马王堆汉墓出土的朱红漆器以朱砂为原料；在五溪的少数民族家机布也用朱砂做原料，如寞布、葛布等；在殷墟甲骨以朱砂着色等。丹砂，在古代史籍中记载较多，如《通典》《偻游杂录》《本草衍义》《溪蛮丛笑》《元和郡县志》等，记载了辰砂的产地、贡圣、用途等。古代的丹砂是武陵山区独有的资源，同时对五溪的历史产生过深远影响，形成了一种特殊的文化现象，即丹砂文化。

三、五溪文化的特质

五溪文化是滋生于五溪之地的一种内地边区文化或边陲文化现象，也是活跃在周边文化群中一种具有多民族文化特质的地域性文化现象，受北边的荆楚文化、东边的湖湘文化、西边的巴蜀文化、南边的百越文化和西南边的夜郎文化等诸多文化的影响。同时，五溪文化中也交织了周边文化的精髓，形成独具五溪特质的文化现象。五溪文化融汇了巴文化、楚文化，还融合了部分百越文化、夜郎文化，可谓是这些文化的复合体。因此，有人说五溪文化包含古朴的巴蜀文化、神秘的苗疆文化、绚丽的百越文化。在其他地方已经成为历史记忆的文化，如巫傩文化、巴楚文化等，在当今的五溪地区斑斑可见，成为一种时尚的原生态文化现象，这就是五溪文化的神秘所在，是这块古老而神奇的土地孕育了神秘的五溪文化。

有学者认为，就地域而言，五溪地区是中原文明与南蛮文明的接合部，既是地域的结合部，又是文化的结合部，因此，五溪文化是湖湘文化的重要组成部分。就文化内涵而言，五溪文化既有先进开放的中原文明，又有相对封闭的土著文化；既区别于开放的中原文明，又区别于全封闭式未开发的少数民族文化[①]。也有学者认为，五溪文化是一个多民族的多元化，汇集了傩文化、巫文化、盘瓠文化、楚文化（楚辞）及文化儒学、佛文化，而尤其以巫傩文化和盘瓠文化为其思想特色，包括沅水文化在内的五溪文化，才是湘西文化的主体[②]。这里所说的湘西文化，应指大湘西范畴，包括现今的张家界市、湘西自治州、怀化市所辖的地区，以及邵阳市西北部分县，湘西文化应涵纳沅水文化、五溪文化等地域性文化。

四、五溪文化与苗族医药文化

五溪文化与苗族医药的关系主要体现在精神文化及医药文化层面上，在精神文化层面上，与苗族医药文化关系最为密切的是以巫术为代表的巫医文化。在中国，目前巫文化沉淀最为厚重的是沅水流域的湘、黔、渝、鄂边的武陵山区。张正明在《土家族研究丛书》序言中指出："武陵山区的傩祭和祭

---

① 明跃玲. 边界的对话：漂泊在苗汉之间的瓦乡文化 [M]. 哈尔滨：黑龙江人民出版社，2007：1-3.

② 吴述明，谭善祥. 苗学研究文选 [M]. 深圳：华夏文化艺术出版社，2003：208.

戏比其他任何地方的傩祭和傩戏更加多姿多彩。"他认为:"中国有一条很长、很宽的文化沉积带……北起大巴山,中经巫山,南过武陵山,止于南岭,是一条文化沉积带。古代的许多文化事象,其他地方已经绝迹或濒临绝迹,在这个地方都尚有遗迹可寻。这么长又这么宽的文化沉积带,在中国绝无仅有的……所以保存的古文化信息特别丰富,因而颇受文化界人士和学术界人士的青睐。"我们有理由认为,要研究我国南方古文化,包括巫傩文化在内的古文化,选择武陵山区及五溪地区做田野调查,深入探讨五溪地区古文化是有学问可做的。

五溪地区巫傩文化下的治病医术(或称为治病巫术)对苗族医药思想影响至深。在苗家山寨,旧时巫风盛行,人之生病,巫傩认为是鬼神作祟,必请巫傩画水念咒祛疾。在当今的偏远苗寨仍有信巫习俗,以符水治病也算常事。巫师是古代人与神沟通的桥梁,也是人间的神明。神在天、灵在地,灵即巫也。巫术为巫师所施的方术,巫术是巫与神之间的感情交流,即为神与灵结合的一种方术,有治疗作用的称为医治方术。苗巫师认为一切疾病皆因怨鬼作祟而起,还认为苗巫是沟通人与神之间的关键人物。苗巫师沟通人神的方式有两种,一是祭祀,二是占卜。祭祀是通过向神灵献祭的方式取悦神灵,从而达到与神灵沟通的目的;占卜的神力来自占卜所使用的工具,这些工具被赋予了超自然的神力,因而可以下传神旨、上达民间[1]。

五溪地区巫傩治病的主要手段有:

画水　巫师画水有安胎水、九龙水、化乳水等。

画符　画符的方法与画水基本相似。巫傩师在念咒语的同时,将符画在草纸上,然后贴在特定的地方或佩戴在身上。与医疗有关的符有汤火关符、取吓符、抽阴箭符等。

扫毒　在苗家山寨,每逢端午节有扫毒习俗,是一种驱走邪魔、保佑苗

---

[1] 梁兵. 五溪文化,湘西文化的支点 [N]. 团结报,2007-09-16.

家平安的巫傩方法。

巫傩驱邪巫术　有元日驱邪巫术、端午驱邪术等。

巫傩预知巫术　在苗蛮系族群的山寨，千百年来习惯于行卜观兆，以预知事情成败、疾病的康复与转归等。预知巫术有人事卜、天象卜、物象卜等，预知的内容有年景丰收、子女、福寿、安康等。

苗家巫傩所施的治病巫术，降神的神水、神符、神药、神术等方术，其目的是治病救人。如果苗家巫傩师（或称巫医）不能为人们治病消灾、解除疾苦，他们就得不到民众的信任，就争不到治病消灾的医疗市场，其神道就不能展示在民众面前，更不能送死人归天，不能将病人治愈。值得注意的是，巫傩师们在行占卜、念咒、画水（符）等方术时，也悄悄地施以药草或推拿按摩之术作为辅助，将精神疗法、药物疗法及推拿按摩之术有机结合，起到神药两解的治病作用。

关于巫及巫傩，林河认为，巫傩文化不仅是人类文化的"基因库"，也是人类文明的"原始推动力"、人类文明的"催生剂"[①]。巫傩文化与中华文明进步有着密切的关系，人类文明离不开医疗活动。苗医学思想早期受到神话文化和以沟通鬼神的巫教文化为象征的巫医结合的巫医文化的影响，在历史上形成以神为主、神药两解的原始医学思想与文化形态，以及巫医结合的巫医文化形态。正是在这两种苗族医药文化形态的影响下，才形成以医药治疗为象征的苗医学思想。

五溪地区的苗族世代生活在文化多样性的社会大家庭中，苗族在与周边其他民族共同生活中，创造了本民族的文化，与其他民族共同创造了地域性文化，如楚文化、五溪文化等。这些民族文化得以互相认同，才有民族的团结和进步。正如联合国教科文组织通过的《文化多样性宣言》所说，"文化多样性是人类的共同遗产，应该从当代人和子孙后代的利用考虑予以承认和肯定""文化在不同的时代不同的地方具有各种不同的表现形式，文化多样性对

---

① 林河. 中国巫傩史［M］. 广州：花城出版社，2001：1-674.

人类来讲就像生物多样性对维持生物平衡那样必不可少"。

五溪文化得以传承，正是五溪地区文化的多样性维系了这一块神奇土地上多民族和谐相处的局面，促进了五溪地区的社会进步与发展。

第五节　苗瑶语民族医学思想及医药文化探源

中国南方用苗瑶语族苗语支或瑶语支的少数民族有苗族、瑶族、畲族。用苗瑶语族的民族，在历史上有深厚的文化背景及渊源关系。这种文化背景和渊源关系，在古代主要表现在图腾崇拜，即苗族（主要指湖南大湘西地区）、瑶族和畲族都有过盘瓠图腾崇拜的历史，他们认为神话传说中的盘瓠是其共同始祖。由盘瓠神话、图腾崇拜引申而来的文化现象，在苗族、瑶族、畲族文化中产生过深远的影响，其文化沉积渗透到许多领域。其中，苗族、瑶族医药文化深受其影响。下面将探讨应用苗瑶语族的苗族、瑶族、畲族等南方少数民族医学思想与盘瓠文化的关系。

一、苗瑶语民族与盘瓠文化

（一）苗瑶语及应用民族

中国南方应用苗瑶语的少数民族主要有苗族、瑶族、畲族。苗瑶语言在分类上属汉藏语系苗瑶语族。苗瑶语族分苗语支和瑶语支，苗族、瑶族、畲族主要用苗语支，贵州瑶族也有用瑶语支的。苗族保留了古代苗瑶语较全的声母，瑶族保留了古代苗族语较全的韵母。关于在贵州省居住的仡佬族、仫佬族的语言，有学者认为仡佬语的系属问题，在学术界争论纷纷。在语言系统上极近苗语，在语言、语法上有个别现象又近壮侗语，它与苗瑶语族语言和壮侗语言都有少量的同源词，其语言属汉藏语系仡佬语族或僚语族。仫佬族语从语言系属上，贵州仫佬语与汉藏语系苗瑶语族较为接近①。从目前国内对苗瑶语族学术研究意见认识较为统一的是苗族、瑶语和畲语，在语言系统上极为近似的有仡佬语、仫佬语，说明仡佬族、仫佬族在历史上与苗族、瑶族的文化背景有密切关系。

（二）盘瓠与盘瓠文化现象

盘瓠文化是从盘（或槃）瓠神话发展引申而来的，有关盘瓠的神话传说，历史上有史料记载，民间世代流传。盘瓠神话在瑶族、畲族民间相传久远，在苗族民间也有流传，这是一个颇有争议的话题。李廷贵等认为："盘瓠与苗族无关"②。湘西学者隆名骥认为，"盘瓠是苗族祖先崇拜的象征……在湘西和黔东的苗族对盘瓠的崇拜是很明显的。他们毫不讳言地自称祖先是'奶滚妈古'，汉语意译为'鬼母犬父'，'犬父'指盘瓠，'鬼母'即高辛之女。把'犬父鬼母'即盘瓠辛女当作自己的祖先来崇拜"③。贵州学者张永国认为，"历史文献上记载的'盘瓠蛮'，包括了瑶族、畲族和部分苗族的先民在内，'盘瓠'是他们祖先过去有过的图腾崇拜"④。王仁印等认为，"瑶族先民是盛极一时的'盘瓠'的组成部分"⑤。

盘瓠图腾作为文化现象存在，是历史留下来的，有的民族认同，有的民族部分认同或不认同，但都是他们先民所履践过的历史阶段。侯绍庄认为，"'盘瓠'作为一种原始的图腾崇拜，最早并不是语族的古代先民，而是起于古代氐羌系统的犬戎。只是在唐宋以后，由于各种内外因素的影响，才为苗瑶语族中的部分族群所接受"⑥。为了进一步了解盘瓠传说、图腾崇拜等文化

---

① 贵州省地方志编纂委员会. 贵州省志：民族志 [M]. 贵阳：贵州民族出版社，2002：498 - 867.
② 李廷贵，酒素. 评"盘瓠"问题 [J]. 贵州民族研究，1980：2.
③ 隆名骥. 苗学探微 [M]. 北京：民族出版社，2005：16 - 17.
④ 泸溪县民族事务委员会. 盘瓠研究与传说 [M]. 1988：41 - 138.
⑤ 王仁印，李平. 神奇的瑶族 [M]. 北京：民族出版社，2004：23.
⑥ 泸溪县民族事务委员会. 盘瓠研究与传说 [M]. 1988：41 - 138.

现象，下面简要介绍历史上有关盘瓠及其图腾崇拜的史料。

关于盘瓠的神话传说，盘瓠图腾崇拜自汉晋以来的史料有记述。有关"盘瓠"一词，首先出现在东汉。将盘瓠故事记述在史书上的，始见于东汉应劭的《风俗通义》，及东晋史学家干宝的《搜神记》、南北朝范晔的《后汉书·南蛮西南夷列传》，还有三国时的《魏略》、南朝的《荆州记》、郭璞注的《山海经·海内北经》、南齐黄闵的《武陵记》、唐朝的《广异记》、宋朝的《溪蛮丛笑》、元朝的《异域志》《元史·地理志》、明朝的《大明一统志》、清朝的《蛮司合志》《峒溪纤志》《续通志》《大清一统志》《黔中纪闻》等。另外，还有关于盘瓠由来的论述，如杜佑《通典》书中的评述史料。

历代文献关于盘瓠的记载，多受范晔影响。《后汉书·南蛮西南夷列传》记载："昔高辛氏有犬戎之寇，帝患其侵暴，而征伐不克。及访募天下，有能得犬戎之将吴将军头者，购黄金千镒，邑万家，又妻以少女。时帝有畜狗，其毛五采，名曰盘瓠。下令之后，盘瓠遂衔人头造阙下，群臣怪而诊之，乃吴将军首也。帝大喜，而计盘瓠不可妻之以女，又无封爵之道，议欲有报而未知所宜。女闻之，以为帝皇下令，不可违信，因请行。帝不得已，乃以女配盘瓠。盘瓠得女，负而走入南山，止石室中，所处险境，人迹不至。于是女解去衣裳，为仆鉴之结，着独力之衣。帝悲思之，遣使寻求，辄遇风雨震晦，使者不得进。经三年，生子一十二人，六男六女。盘瓠死后，因自相夫妻。织绩木皮，染以草实，好五色衣服，制裁皆有尾形。其母后归，以状白帝，于是使迎致诸子，衣裳斑兰，语言侏离，好入山壑，不乐平旷。帝顺其意，赐以名山广泽。其后滋蔓，号曰蛮夷，外痴内黠，安土重旧。以先父有功，母帝之女，田作贾贩，无关梁符传、租税之赋。有邑君长，皆赐印绶，冠用獭皮。名渠帅曰精夫，相呼为姎徒。今长沙武陵蛮是也。"

其他较为经典的记述有，《魏略》记载："高辛氏有老妇，居室，得耳疾，挑之，乃得物大如茧。"妇人盛瓠中，覆之以盘，俄顷化为犬，其文五色，因名盘瓠。《武陵记》记载"山高可万仞",山半有盘瓠石室,可容数万人,中有石林、盘瓠行踪。后人案,山窟前有石羊、石兽,古迹奇异尤多。望石窟大如三间屋,遥见一石似狗形。蛮俗相传云,是盘瓠象也。

关于盘瓠的名称,出现在东汉时期。有学者认为:"实际上盘瓠是一个部落的名称,是少数民族,语言不同,可能是翻译的名称,或者是图腾之意。我们认为盘瓠是个民族和部落的实体,在我们祖国大家庭中做出过重大贡献。""盘瓠神话流行于南方,主要流行于苗、瑶、畲等民族中。"①

(三)盘瓠蛮与盘瓠图腾

盘瓠蛮是生活在南方的氏族部落名称,历史上的盘瓠蛮,其地域在武陵、五溪。干宝《晋纪》记载:"武陵、长沙、庐江郡夷,盘瓠之后也,杂处五溪之内。盘瓠凭山阻险,每常为害。糁杂鱼肉,叩槽而号,以祭盘瓠。俗称赤髀横裙,即其子孙。"有学者认为:"盘瓠集团的远宗出于伏羲,近宗出于三苗。"② 他们进入武陵山区时,是尧舜禹时期三苗集团在长期战争中战败,从江淮流域迁徙而来。三苗余部迁入武陵山区后被称为武陵蛮或盘瓠蛮。武陵蛮是对世居在武陵山区的土著民族或外来民族的泛称,盘瓠蛮只是其中蛮族的一个部落。历史上武陵蛮也称五溪蛮,三苗余部进入武陵山区是沿沅江溯水而上,在沅江的中游沅陵、辰溪,以及沅江支流的酉水、辰水、溆水等几条支流的下游沿岸地区,史学上也称武陵蛮为五溪蛮。生活在武陵山区的苗瑶先民,是当时武陵蛮部落中的重要群体,盘瓠蛮、板盾蛮、廪君蛮等蛮族部落共同构成武陵蛮。盘瓠蛮在历史上分布较广,《大明一统志》记载"两广土司,其先皆盘瓠之裔"。《黔中纪闻》记载,"今吐蕃及盘瓠之后"。当时的盘瓠蛮东起浙江,西至陕甘,南及两广(西南至滇藏),北及河南。武陵山区只是盘瓠的主要居住部落之一。

---

① 彭官章. 盘古即盘瓠说质疑[N]. 人民日报,1988-07-03.
② 马少侨. 盘瓠蛮初探[J]. 民族论坛,1983(1):52-57.

在南方蛮族（或称南蛮）中，盘瓠蛮是对武陵地区有盘瓠图腾信仰的部落的泛称。苗族、瑶族民族共同体的称呼出现在宋代，族名的出现是由部落共同体进入民族共同体的重要标志。由若干个部落共同体转化成为民族共同体的盘瓠蛮，应该说是苗族、瑶族、畲族等民族共同体中的一个部落共同体。所以我们不能把历史上的盘瓠蛮说成现在的苗族、瑶族或畲族，因为民族共同体不等于部落共同体。从历史资料和盘瓠神话来看，当今的苗族、瑶族、畲族等三个民族都应属于长沙蛮、武陵蛮的范畴。

图腾崇拜是一种原始宗教。所谓图腾，也是一种族徽，是远古的氏族标志或符号。历史上苗族、瑶族、畲族都盛行盘瓠传说，这是苗族、瑶族、畲族先民远古时代遗存的童年形式，即蒙昧时代的意识形态[1]。在苗族历史上有神母犬父和神犬依傩取谷神的神话故事，瑶族有黄狗仙与狗头仙的神话故事。畲族有以龙麒为中心的祭祀活动，龙麒就是史书记载的盘瓠，至今畲族民间还保留盘瓠信仰。浙江省景宁畲族自治县畲族蓝氏的祖先，是以盘瓠为始祖的，其神主牌位上写着"龙凤高辛氏帝祖敕赐驸马护骑图盘瓠妣萧氏蓝光辉妣夏氏之位"，这个蓝氏祖先牌位就是例证[2]。在所有流传盘瓠神话的少数民族中，畲族几乎家喻户晓地流传盘瓠神话故事。在畲族《高皇歌》《盘瓠王歌》等著名史诗中，把盘瓠传说编成诗歌世代相传。瑶族也是盘瓠图腾崇拜的民族，瑶族的《过山榜》《评皇券牒》《盘古圣皇榜文》等，相传是高辛皇帝的手谕，传记着盘瓠神话故事。盘瓠图腾在湘西苗族流传，把犬父鬼母即盘瓠辛女当作祖先来崇拜。在湘西民间盘瓠形象处处可见，如凤凰县麻冲村的盘瓠石室，泸溪县的盘瓠石窟、辛女岩，吉首市的辛女桥、辛女溪、盘瓠庙等。湖南省怀化市麻阳苗族自治县境内有数座盘瓠庙，如漫水村盘瓠庙建于明成化年间（1481年），距今有500多年历史；在新营一带有七八处盘瓠庙，据考证有1000多年历史。这些盘瓠庙是供苗民敬拜盘瓠神的祭祀场地。

---

[1] 林河. 盘瓠神话诞生地在哪里 [N]. 团结报，2003 - 04 - 27.
[2] 何光岳. 盘瓠氏起源考辨 [N]. 团结报，2003 - 05 - 11.

在湘西民间，苗族祭祀盘瓠源于《武陵记》，"武陵蛮七月二十五日祭盘瓠，种类（盘瓠后裔）集于庙，扶老携幼，环宿其旁，凡五日，祀牛、羹、酒、酥、椎歌，欢饮即止"。上述有关盘瓠庙、石室、溪河的记述，是苗瑶语民族历史上敬拜盘瓠神的遗迹。

对使用苗瑶语的民族与盘瓠文化关系探讨，帮助我们认识苗族、瑶族、畲族等南方少数民族悠久的历史和厚重的文化，同时通过研究盘瓠文化现象来探讨以苗瑶语为学术源头的苗族、瑶族、畲族民族医学思想及医药文化的历史源流。

二、苗瑶语族民族医学思想及医药文化比较研究

与苗瑶语族民族医药文化有渊源关系的民族医药有苗医药、瑶医药、畲医药，以及仡佬族医药、仫佬族医药等南方民族医药。在应用苗瑶语族的少数民族中，苗医药、瑶医药具有代表性，这些地方民族医药的特点是共性突出，个性特殊。下面就苗医药、瑶医药、畲医药、仡佬医药、仫佬医药中的共性问题进行探讨。

（一）悠久的人文医学思想史

苗瑶语民族历史悠久，大约在五六千年前的炎黄时代，苗族先民就饮马黄河和问鼎中原，登上了中华文明的历史舞台，成为中华民族大家庭中的重要成员，是中华文明的重要缔造者。苗族祖先和远古英雄蚩尤，与炎帝、黄帝被后世尊为中华民族的三大人文始祖[①]。悠久的苗瑶语民族人文医学思想及医药文化，体现在三个方面。一是以神为象征的原始医学思想及文化形态，即氏族部落医药文化，如神农尝百草、蚩尤传神药、祝融授按摩术和药王传医方等神话传说中以神为主、神药两解的原始医药文化形态的初始人文医药

[①] 龙生庭，石维海，龙兴武. 中国苗族民间制度文化[M]. 长沙：湖南人民出版社，2004：1.

知识。二是以沟通鬼神的巫教为象征的巫医结合的巫医思想及文化形态,如苗、瑶、畲医中的驱鬼术、占卜术、过阴、望鬼术、神明术、放蛊术等延巫求祷、祈求病愈的巫医文化形态。三是以医药治病为象征的苗瑶语民族医学思想及文化形态。这三种医学思想及文化形态都是以人文思想为主线,从医药的起源、形成到发展,伴随着苗瑶语民族从远古走到今天,是与苗瑶语民族生产生活紧紧相连的。

(二)医巫同源思想是苗瑶语民族医药文化的共同特征

巫文化是战国时期楚人创立的。楚国南方武陵一带是苗瑶语民族先民武陵蛮、盘瓠蛮的主要居住地。这一带以湘沅为中心,当时巫风盛行,巫渗透到许多文化层面。以苗瑶医药为代表的苗瑶语族医药文化,它的产生最初与巫术有着密不可分的渊源关系,其中巫术疗法就是重要特征。医而从巫,故言医源于巫。具有盘瓠文化背景下的民族医药文化,如苗医、瑶医、畲医,一个显著特点就是医巫同源。在古代,这些氏族的先民有病事巫不事医,请巫师占卜作法、水师咒语、画水祛疾等来治病。"这些民族医药文化从古至今,'骨子'时就流着'巫水',就是这些'巫水'将苗、瑶、畲、仫佬、仡佬族医药文化浸润。巫是苗、瑶、畲族医药发生发展源头,也是祖国传统医药发生发展的源头之一"①。苗瑶语民族医药文化的一个重要特点就是巫医一家,是由巫传衍而来的医药文化现象。

(三)苗瑶语族民族记述医药知识的数字思维

用数字记述药物、证候是苗瑶语族少数民族认识医药的最基本形式。苗医有两纲、五经、三十六症、四十九翻、四十九症、十丹毒、七十二疾。瑶医药有五虎、九牛、十八钻、七十二风。畲医的六神,指由神主宰的心、肝、肺、脾、肾、胆六脏,以及人体三十六骨节、七十二筋脉、十二条血路、二十八脉。

---

① 田华咏.土家族医学史[M].北京:中医古籍出版社,2005:317-318.

特别值得一提的是，在苗瑶畲医学中数字用得最为普遍的是七十二，如在证候上有七十二风症、七十二气症、七十二血症、七十二疾、七十二症等。

在证候分类上的症如三十六症，一般指内科病；疾如七十二疾，一般指外科病[①]。

（四）药物与证候命名的朴素形象思维

苗瑶语族医学思想及医药文化另一个显著的特点，就是用形象思维描述生动的动物或植物来命名药物或证候。如瑶医的生倒竹一病，是指小儿重度营养不良引起的腹脉显露，状如倒生的竹子，故名。畲医药痧症，仿动物形态特征命名的有蛇痧、兔痧等。苗医的经症有鹞子经，其临床表现为红肿发亮，形如猫头的叫猫头症。湘西苗医的飞蛾症，症见发热、鼻翼扇动、咳嗽气急、胸痛等，鼻翼扇动如飞蛾，故名。瑶药有金狗胆、针尖米、冰泡子藤、岩鹰爪等，苗药有山乌龟、拔毒草、水蜈蚣、铁筷子等，畲药有金腰带、鸭掌星、爬盐虎等。

通过氏族图腾和民族语言来探讨民族医药文化历史，可能会将南方几个有代表性的医学，如壮侗医学、苗瑶医学、彝族医学、土家族医学引向思想及文化源头。如中国南方苗瑶语族以苗瑶医学思想为代表的盘瓠医药文化圈，这个医药文化圈中还有畲医，以及与苗瑶语族有相关文化背景的仫佬族医、仡佬族医等。壮侗语族以壮侗医学思想为代表的百越族群医药文化圈，这个医药文化圈中还有黎医、布依族医、水族医、毛南族医等。傣族的先民也属于南方百越族群，由印度佛教传入，受佛教文化影响，同时吸收了古印度医学理论知识，形成了本民族的传统医学傣医学。傣医学有别于现今的壮侗医学。藏缅语族以彝族、土家族医学思想为代表的氐羌族群医药文化圈，这个医药文化圈比较大，还有白族医药、纳西族医药、

---

① 陈士奎，蔡景峰. 中国传统医药概览［M］. 北京：中国中医药出版社，1997：507 - 639.

羌族医药、哈尼族医药、拉祜族医药、普米族医药、阿昌族医药、傈僳族医药等。

通过语族或古代氏族群体来探讨民族医学思想与医药文化之源，是研究南方民族医学思想发展史的重要方法之一。若按医巫同源论来研究民族医学思想历史，中国南方民族医学思想及医药文化属巴楚巫文化圈和百越巫文化圈，受巴楚巫文化思想影响的医药文化有苗族、土家族、畲族、瑶族医药等，受百越巫文化思想影响的有壮族、侗族、黎族、布依族、水族医药等。以苗瑶医学思想为代表的盘瓠医药文化圈，以壮侗医学思想为代表的百越族群药文化圈，以彝族、土家族医学思想为代表的氐羌族群医药文化圈，以及傣医学，是中国南方最具代表性的四大民族医学群体，代表着中国南方民族医学思想发展的主流。

第六节　基于巴代文化视域中的隐性思想实质

山外的民众觉得大山深处的苗族同胞总有一种神秘感、诡异感，认为苗人信神信鬼，治病不用药，用念咒、画水等诡异奇术祛灾疾。这样描述历史上的苗民也不过分。几千年来，苗族同胞是在与大自然竞争，与鬼怪抗争，与病魔抗御中走过来的。正是苗族同胞在千百年与疾病做斗争中发明了医药，在实践中总结出千年苗医万年苗药、三千苗药八百单方、神奇医技等苗医学核心思想及医学经验。苗族民间的巴代即苗医师，在应用苗医药诊疗时也常用其诡异秘术为民祛疾。在苗家，时至今日用画水、念咒、烧香、捞油锅、踩火犁、拜神等治疗疾病随处可见。2017年7月，笔者随花垣县卫生和计划生育委员会负责人，对苗医从业人员考试考核中专家提出质疑或不合格者进行资格复核，到该县10个乡镇复核了20多名苗医从业人员。其中有几名是用画水接骨之术治疗骨伤疾病的苗医，因为这几名苗医在考核中回答专家的提问就是画水接骨治病，因考核专家对画水接骨术不甚了解而被淘汰，故曰"骨折了用画水接骨，不用药物"，不能体现出科学性。

苗家上述的诡异秘术，是伴随苗族同胞从远古走来的一种思想文化现象。这种秘法异术在湘西苗族民间代代相传，其传承者就是巴代或苗巫师。苗家巴代传承的诡异秘术是只可意会不可明传的隐性文化思想，本文借助神药两解这把钥匙，试图解读一点苗家诡异秘术的思想之道。

一、巴代与巴代思想

巴代，苗族特有的原始名词。其"巴"者为阳性，有为上、为主、为刚、为主流之意；"代"者，有为儿、为下、为从、为传承接代之意，两字合为主流文化的传承者。巴代在其他苗族地区被称为刀香、江香、刀沙、巴眉、巴牙等，在湘西苗族民间一般称巴代。千百年来，巴代是苗族祭祀仪式、习俗仪式、各种社会活动仪式的主持者，是苗族主流思想及苗文化的传承者。比如当今非物质文化遗产名录中的上刀梯、接龙、绺巾舞、傩歌、傩戏、古老话、椎牛、吃牯脏等，都是由巴代传承下来的。苗医药活动中的画水、念咒、接骨、取吓、捉疱等秘法绝技，苗族巴代思想或医事文化现象都是由苗族巴代传承下来的。

苗族先人以巴代所主持的三大仪式为本民族的显性文化表象，来传承苗文化的原生基因、本根元素、全准信息思想等，这些只可意会不可明传的隐性文化实质，因为三大仪式的主持者叫巴代，故其所传承、主导、影响的苗族主流思想、主流文化又称巴代思想或巴代文化。

下面介绍几名现代湘西精通医术兼通巴代的文化使者。

龙玉六（1905—1988），男，苗族，湘西花垣猫儿乡新寨村人。不识字，从小随父亲学习巴代相关的礼仪习俗，还一边学习苗药，在识药中学习苗医诊疗技术。由于聪颖好学，龙玉六青年时就成为当地苗医和巴代，被外界称为苗族大巫师、苗医大师。他在诊疗之余，主持乡间祭祀等重大活动及苗家习俗等各仪式。画水、念咒、封尸、接骨等，龙玉六都是行家，他将祖传十代的巴代文化传承了下来。龙玉六病故后，他的祖传巴代文化得以传承。其第二子龙显明（1938—　）、孙子龙学勇（1981—　），以及徒孙麻建斌（1974—　），都熟悉巴代文化，能记诵祭祀活动中的语词、演唱苗歌等。龙玉六的后代，即子女、孙子、孙女都是苗族巴代思想与巴代文化的传承者、行医者，也是当地苗族巴代文化传承人及苗医药世家。

龙玉年（1936—2016），男，苗族，湖南省凤凰县柳薄乡米坨村人，当地祖传第十三代的苗医师。继承先贤，懂医术、懂法术，其家传治疗癫狂病，疗效显著，其疗法苗医药癫痫症疗法被列为国家级非物质文化遗产项目名录，龙玉年也成为该项目的国家级非物质文化遗产项目代表性传承人。龙玉年在当地是重大祭祀及习俗活动的主事者。他在医事活动中都念念不忘"法术"，如在治病前、患者病愈后、出门前、上山采药前、采药下山后，都烧香烛纸钱、念咒语等，出门保平安，回家谢师父以祈平安。

麻双龙（1932—　），男，苗族，花垣县民乐镇响水村一组人。祖传第五代巴代传人，当地有名的巴代及画水接骨师，时常主持祀祷等大型活动。年过八旬，身健心灵，还传授巴代医术给后人。侄儿麻金贵（1975—　）、孙子麻寿彪（1992—　）都是他的关门徒弟、徒孙。值得一提的是，麻寿彪2016年大学毕业后，不到外地找工作，而是回到家乡随爷爷学巴代，传承巴代思想及巴代文化，继承祖父画水接骨等医术为苗山族人治病。他从小受到家人影响，在中学时期就开始学巴代文化，学习画水接骨术，目前已能独立画水接骨。一个当代大学生如此痴迷传统文化，热衷苗家巴代思想、巴代文化、苗族传统医学，是值得推崇的。正因为他用画水接骨，不用药物治疗，不讲"科学"，故此在专家考核中未能过关，才有我们爬大山、访巴代，实地考察苗医画水接骨术的经历。

二、神药两解思想

苗家神药两解，民间也称为神解术。何谓神解？一般是在用苗医药治疗效果不佳或无效的情况下，请当地巴代或神职人员用巫术或苗医用请神占卜的方法，通过心理安慰、暗示、鼓励等激励方法，使患者重获信心，达到心灵感应的效果，调理心态，鼓舞意志，消除病患。苗家的神解术大致属于心理调整、精神治疗、意念疗法范畴。神解术在湘西苗家形式多样，可根据不同需要，采用不同形式的神解思想法术。苗家神解术大致有占法、请法、安法、讨法、躲法、冲法、送法、纪驱法等数种。与医事有关的有驱法、躲法、送法，下面简要介绍几种。

驱法　是苗家人用比较强硬的方法将鬼怪送走，其方式方法很多，多为年轻气盛之人，或家产丰实人家，在遇病人久不痊愈，用温和的办法不能达到送鬼的目的时，就用驱鬼的方法来处理，俗称人鬼斗法。如果人的道法高，俗称"魔高一尺，道高一丈"，鬼怪会被杀死或驱走；如果人的道法低，则病人或道师就会口吐鲜血，甚至死亡。

整鬼法　用来治疗邪祟癫狂、胡言乱语、逾墙上屋、寻死等症。将病人两手大拇指用线齐头捆拢，以艾绒放于两指缝间，离指甲角半分（名鬼哭穴），半在甲上，半在肉中，四处烧尽，其病可愈。用丝绵一尺烧灰，兑酒服，或开水送下，均可制鬼。端午日，用猪头血和明雄黄晒干收之，或烧烟熏之，或戴身上，即能制鬼。端午日以明雄黄搽狗口鼻，用樟末烧烟熏之，此狗即能制鬼。

辟鬼火法　夜行时见碧火出没，此鬼火也，能夺人精气，用铁马镫敲响即减。

制家神鬼　路遇族人之鬼魂，即腹痛如绞。解法为：用一碗饭和水，十二张纸钱置于饭上，送出朝门之外（即寨门外），弃之于地，病者可愈。

制缩头鬼　在山坡上逢此鬼，人即呕吐不止。解法为：用一碗饭和水，十二张纸钱置于饭上，送出朝门之外（即寨门外），弃之于地，病者可愈。

制兀条虫鬼　逢此鬼后，人全身发冷及呕吐。解法为：用纸和稻草制成一条虫形，弃诸整寨门外三岔路口，痛者可愈。

制落水鬼　逢此鬼后，人常觉腹痛。解法为：用一碗饭和水，中插一炷香，扑于寨外道路上，病者可愈。

制吊死鬼　逢此鬼后，人心口胀痛。解法为：用一碗饭和水，十二张纸钱置于饭上，送出朝门之外（即寨门外）弃之于地，病者可愈。

制无头鬼　行至三岔路上，如所携孩童忽然号哭不止，即遇到此鬼。解法为：用水一碗，中置竹叶一张，送至三岔路口上，可止号哭。

制树神鬼　逢此鬼后，人周身发痛。解法为：用刀头肉一块、茶一杯、饭一碗，送到寨中树神处祭鬼，祭后其病可愈。

制水牛鬼　逢此鬼后，人腹胀。解法为：用一碗糠灰，送出寨外即愈。

制酒鬼　逢此鬼后，人头脑昏晕。解法为：用三张纸钱烧于屋外即愈。

制母猪鬼　逢此鬼后周身发热。解法为：用蜡烛一对、香数炷，点燃后插于门边即愈。

从以上多种神解方法来看，神解实际上包含非常丰富的内容，从字面上来说，它包含了精神、神志、意志、信仰等。所谓神解，是苗家巴代或苗医用精神、意念来主导驱逐疾病的方法，再配合药物内外兼治，就成了这种神药两解的神秘医术。

三、苗家神药两解思想解读

过去苗医在治疗疾病时，神药两解现象无处不在，每逢大病、怪病，苗医要用念咒、画水、请神、祛疾的神术，配合苗医内外兼治之法，在医事活动中往往奏效。目前，在苗医诊疗中涉及神药两解术的有画水接骨、小儿取吓（推吓、退吓）、武气功疗伤、取疱等。下面简要解读画水接骨与取吓在医事活动中的神药两解文化现象。

（一）画水接骨

在花垣、凤凰等县，苗医治疗骨伤疾病一般都采用画水、念诀法。医生用口将神水喷在患处，而后进行理筋、复位、固定等一套手法来治疗骨折或关节脱位。笔者观看多位苗医正骨，认为他们用神水喷伤处可转移患者注意力,用手法理筋可使伤处周围肌肉放松,将断骨复位。整复后,喷所画神水,用小夹板固定,这样就完成了画水接骨术。凤凰县苗医杨某画水时所念口诀为:"上接不动,下接不动,已接二十五里不动,旧不动,新也不动,接下八八六十四里不动,吾奉太上老君急急如律令!"杨某画封刀接骨水的方法为:术者在焚香烧纸时,念以上口诀,边做动作边画水,连念五遍,画五遍,最后一次画符封碗,然后将所画之水喷于外伤处。封刀接骨水字图如下:

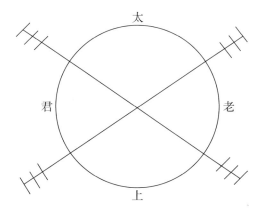

杨某为凤凰阿拉人,是当地祖传第二十四代苗医,专长为画水接骨与武术,是当地医武一家的代表。

在边远苗乡,仍有苗族巴代兼接骨医生,他们为患者接骨,声称画水接骨,不用药、不打石膏就能在某某时间内治好,渲染神秘画水术。根据病人伤情,如外伤、出血,所画之水具有封刀止血作用。有断骨、开刀排脓、穿耳者,需画麻醉水以止痛。刀枪伤者,需画封刀水,使伤口快速止血并镇痛。苗家巴代或医生用画水治病,称为画水疗法。巴代画水疗法所演示的烧香纸、拜先师、端水碗,以及用手指在水面上凭空而画,口中念念有词,后用画神水口喷在患处,这一过程只有短短几分钟,这种外在形式就是一种稳性思想与稳性文化的演示,或神像文化的掩蔽,其实质是医生在画水喷水后要进行手法理筋、正骨复位,用特制小夹板固定,或施以药水、鲜药外敷等医药方法治疗骨折或伤筋。试问:光用画水,不正骨复位、固定,骨折能自愈吗?

不固定，复位后的断骨能不错位或移位吗？巴代或苗医画水疗法治疗骨伤疾病这个过程，画水只是一种表象，手法加药物、外固定综合治疗才是实质。通过透析画水疗法这一苗医学思想文化现象，从中会意出外行也能看出门道来的道理。

（二）取吓

苗家取吓术，大体上还包括推吓、退吓等形式相近的方法，主要用于治疗小儿受惊吓或伤风引起的哭闹、惊跳、烦躁不安等。苗医通过念口诀，用手指在患儿头部印堂穴及两侧太阳穴，凭空画符，或手法推吓。

推吓疗法为：盛清水一碗，医生用手指蘸清水在小儿的手指内侧、面部、额部等部位分推。一边推，一边念口诀："上推三十三天，下推十八地狱，左推左灵，右推右灵，不推自己灵。"连念三遍。推吓结束之后，医生用口吮吸小儿面额三下，左、中、右各一下，之后把口中脏口水用力吐掉。口中念"吓！吓！吓！狗夹（叼）去了"。

推吓疗法的核心不仅是念口诀，而是手法推治，通过推拿小儿不同穴位，用不同手法达到治病目的。

取吓方法与推吓方法略有不同，口诀为："抬头望青天，师父在身边，吾请奉太上老君急急如律令，阴传师父，阳传师父（某某某），吓风退风，吓猫退猫，吓人退人。"此口诀连念三遍，每念一遍必于患儿印堂、左右手心，用口吸一次后吐掉。字符为"1＋1"，画于患儿印堂及两侧太阳穴。

取吓方法相比推吓方法简单，其作用实质应在用口吸吮患儿印堂穴及两侧手掌心。手掌心穴位多，血管及神经丰富，手为三阴、三阳经络气血交会之处，对经气接通具有作用。通过吮吸，刺激手心易于激发精气，调节脏腑经络功能，而产生治疗作用。

苗家巴代或苗医所信奉的神药两解，其思想与文化背景是巫医时代而传衍至今的一种与医事相关的思想文化现象，千百年来为苗家所用。苗家所信的驱病方法，在其神秘面纱中时常露出其医疗真谛，其表象是借助神灵的力量助推病人的康复。不管是巴代或者苗医，他们利用病人信奉神灵的意念，将神灵移给患者，以祛疾护佑平安，他们利用心念、意念防病祛疾。揭开意念及神灵面纱，除神以外，他们常常用药物及医疗手段合二为一治病。一般巴代或施神术治病者都懂一点心理术，他们试图用患者信神这一理念对患者进行心理调治或心灵沟通，以激发内在精神力量、内在自然力、内在动力从秘境中走出，鼓励人们与疾病抗争而获取疗效。神药两解医事的隐性思想及其隐性文化实质，就是借助神灵的力量，辅以药物及医疗行为最终达到治病目的。

第七节　在苗医学思想精髓引领下构建苗医学理论体系

苗医学是我国历史悠久的民族传统医学，相传苗族始祖蚩尤发现苗药，创立苗医学。西汉刘向笔下的苗父是药到病除、神药两解的神医。苗医药在几千年的发展中离不开苗医学思想指导，苗医学基础理论的构建也离不开指导思想，苗医诊疗活动也离不开理论指导。每个民族都有自己的医学思想和医学哲理，引领其医学的发展，如土家医三元结构论（三元学说）的思想框架，壮医的天、地、人三气同步学说，侗医天、地、人、气、水五位一体学术思想，藏医的三因学说，傣医的风、火、水、土四塔学说等。

一、苗医学思想精髓

（一）一分为二哲理思想精髓与苗医学理论体系的构建

三四十年来，湘西与贵州苗医药研究工作者在整理苗医药文献中苗医药基础理论时，多处出现关于一分为二的表述，如湘西欧志安在《湘西苗医初考》与《苗族医学方法初探》中，阐述了苗族"莫养"学说。欧志安认为

"英养"这一苗语东部方言区标准词语,是指某一事物的两个不同侧面。"英养"学说对立统一的思想方法贯穿苗医学始终,成为苗医学的指导思想,并借此建立自己的医学体系,使苗医学形成一个独立的医学派别。欧志安这一论点可能是近观现代关于苗医学对立统一思想的首次论述。其具体表现在药物分为寒性药、热性药,病症分为阴症(三十六症)、阳症(七十二疾),治法为阴症阳治、阳症阴治,以及寒病热治、热病寒治等对立统一的认识。欧志安在《湘西苗医初考》一文中整理总结出四大学说,即"英养"学说(相关于中医的阴阳学说)、"斩茄学说"(寒热学说)、"姜雄"学说(虚实学说)、"生思"学说(情志学说),这四种学说都蕴含了辩证法的思想。

陈德媛在《苗族医药学》中指出,苗医经过长期的临床用药实践,将药物总结为两大类,一类是冷药,另一类是热药;其用药原则是热病用冷药、冷病用热药。认为甜、麻、香、辣属热病,用于治疗冷病,归冷经;酸、苦、涩属冷药,用于治疗热病,归热经。湘西苗族医师总结出以热治冷、以冷治热、以通治闭等用药规律。

陆科闵、王福荣主编的《苗族医学》,对苗医学思想进行专题论述,提出一分为二的观点。苗医将疾病归纳为冷病、热病,药物分为冷药、热药,疾病表现归纳为冷经、热经,在治疗上冷病用热药、热病用冷药。认为"这种纲举目张、一分为二的辩证唯物思想给苗族医学奠定了学术指导思想和辨病用药原则""一分为二和对立统一的学术观点,即冷病与热病,冷经与热经,快经与慢经。生与死,在生命过程中的表现为有气则生,无气则死;血动则生,血停则死;有水则生,无水则死。这种对立统一的辩证唯物史观是苗族医学思想的核心"。

杜江、张景梅主编的《苗医基础》认为:"苗医诊断,强调两病、两纲。所谓两病,是冷病和热病;所谓两纲,是冷病热治纲、热病冷治纲。"

田华咏、杜江主编的《中国苗医史》认为,在苗医思想指导下形成的两纲、两经、两病、苗药的两性等苗医理论,是一分为二哲理与对立统一观点在苗医学基础理论中的具体表现，也是中国苗医学思想精髓引领苗医学理论构建的重要学术支撑。

（二）苗族生成学观点补充了苗医学思想

老苗医龙玉六口述，龙炳文等人整理，将古老话翻译定名为《苗族生成学说》。1989年，湖南花垣县苗族学者田彬、龙炳文在《苗侗文坛》发表的《古老的哲学，辩证的奇葩——简介〈苗族生成学说〉》，认为"世界上的一切事物都是以一定的能力（搜媚若）为表现形式，一切能量都是物质（各薄港搜）的，物质的机构组合都是有规律（玛汝务翠）的。搜媚若、各薄港搜、玛汝务翠，是事物生成的三大要素"，生成学说是一个充满了朴素的、唯物的、辩证的思想体系，较科学地阐述了事物生存的基本要素，阐述了搜媚若、各薄港搜、玛汝务翠三者的性质、地位、关系和作用，以及三者的辩证统一。这个学说提出了一分为三的哲学观点，揭示了事物生成变化的物质基础和客观规律。

龙炳文将龙玉六口述的古老话，翻译为汉文版《事物生存共源根》，1990年由岳麓书社出版。

田兴秀、关祥祖主编的《苗族医药学》，认为苗族生存哲学也是苗族医药学的基本指导理论。书中介绍了生存哲学对苗医的作用，即认识人体生命现象，说明生命功能，探测病因病理，分析药理药效组合治疗方剂，指导临床治疗，用于预防保健等。

关于苗族生存学说的三大基本要素，田兴秀认为源于《老子》的三生万物与龙玉六口授的苗族古老话《事物生存共源根》的三本缺一不得生，是一个意思，即万事万物都是由三大基本要素组成的三本一体。这三本一体就是苗族生存哲学的主论中心，也称为三本论。

田华咏、杜江主编了《中国苗医史》，指出在哲学层面上，苗医用一分为三的哲理指导医学实践，是对人类医学哲学认识的又一重要贡献；将人体、疾病、药物有机地联系起来，用物质、能力、结构等认识人体，认识疾病，丰富了祖国传统医学理论。

（三）苗族元哲学中的生命理念在苗医学思想体系中的延展

苗族关于生命形态的认知，是将人的生命历程同植物繁衍和鸟类生命的自然规律进行类化，并上升为神性，这就是元；认为一切植物和动物都有其生命的内在神性的共通，都是可以根据类同的情况利用动植物的神性为遭受了损伤的人修复或增加生命的神性。

麻勇斌在《苗族医药传统知识体系中的"元哲学思想丛结"》中指出，苗族传统知识体系所依托的原则、规定和理念，以及相应的医理、药理的内部逻辑与元哲学思想有关；苗医和苗药的神性，特殊的医行为和药行为，巫医的一些奇特现象，疾病与健康等，与苗族元哲学理念都有千丝万缕的内在联系。

麻勇斌提出的苗族元哲学指导下的苗医药元哲理思想具有现实意义，是对中国苗医学思想体系的丰富和完善。

（四）天人合一是构建和谐统一的苗医学体系思想基础

陆科闵在《苗族医学》一书中将苗医学思想论述为天人合一与苗族医药的关系，认为：天、地、人（天人相应）是苗医学思想的重要组成部分，是苗医学的临床指导思想，是苗医学在生理、病理方面的基础理论，是苗医学解释疾病发生、发展、转归及病因、病机的理论依据，是苗医学思想的精髓。人是天所生、地所养，天有大天、小天之分。大天指宇宙、大自然，小天指人的头为天、脚为地、胸腹居中为人。人的小天主神、主心，主宰人体一切；小天受病，表现为神志紊乱、昏迷不醒、疯癫乱语等。

滕建甲在《苗家整病技法》一书中，这样论述"天人合一论"：宇宙间的主宰是天。天孕育了人类，创造了世间万物，给予了人类思想，主宰事物的生生灭灭，是空间、时间的主宰，主管三界的一切。

二、苗医学思想精髓引领下的苗医学理论体系的构建

三四十年来,国内苗医药专家学者在发掘整理苗医药传统知识中,总结凝练出苗医学思想,特别是一分为二观点成为苗医学思想的主流,苗族生成哲学在苗医学基础理论构建中也具有指导作用。苗医用哲学的思维构建了中国苗医学思想体系,用苗医思想方式理解和阐释苗医药文化现象。

(一)一分为二观点指导下形成的苗医学理论

在病因上,认为无毒不生病,毒气分为外毒与内毒;在病症上,分为三十六症(内病)、七十二疾(外病),又分为冷病、热病两纲;在治则上,分为冷病热治、热病冷治;在治法上,分为内治法与外治法;在药性上,分为冷性药、热性药,湘西苗族民间将药性温热的称为公药、药性寒凉的称为母药;在临床应用上,寒凉药入气分、温热药入血分;在药物归经上,味甜、麻、香、辣的热性药归为冷经,味酸、苦、涩的冷性药归为热经;在药物组方上,由母药(主药)、子药(辅药或副药)组成。

苗医一分为二观点指导下的医学基础,主要体现在两纲、两经、两病、药物的两性、两大病因、两大治则、两大治法、两大组方原则等苗医药理论中。苗医药一分为二的哲理理念,认为一切事物以及人体、疾病、药物、治疗、康复都由两个方面构成。

(二)苗族生成学观点指导下的苗医学理论

苗族生成学思想,是近年来苗族学者根据湖南省花垣县民间苗医师龙玉六苗语口述资料,用汉语翻译、汉字记音,整理出的一种具有苗族生存思想的文字资料。后来被苗医药学界认为,龙玉六口述资料具有苗族生成学哲理思想,对苗族繁衍生息及苗医药的发展有一定的积极意义。国内有学者试图用龙玉六传记的古老话——苗族生存学,指导苗医学理论构建,在著述中引用龙玉六的生成学观点,用于苗医学基础、苗医诊疗、苗药学的编写。龙玉

六传递的苗族古老话所释放的苗族生成信息，或所具有的哲理思想，能否指导中国苗医学思想与基础理论的构建，是我国苗医药学术界值得关注与探讨的问题。

田兴秀的《苗族医药学》《中国苗族医学》，杜江、张景梅的《苗医基础》等专著，用苗族生成学观点对苗医药的思想、基础理论、学术体系等诸多学术的作用方面做了论述：在人体生理上，人在能量、物质、结构上，认为是三本一体生成的。在病因上，致病能量伴随一定物质，会破坏人体某些结构而致病。在整病方剂上，由领头药、铺底药、监护药三类功用有别的药物合理组成（是方剂学三本一体组方原则）。在治则上，有调整能量、补充物质、改善结构的三大整病原则。在药物分类上，分为调整能量药物、补充物质药物、改善结构药物。在药物作用上，分走三关（一关、二关、三关），即药物的力量对人体各架组关口的走向及渗透力，分为九大架组，每架组又分为浅层、中层、深层三个关口。在药物的质征上，分为热、冷和不冷不热三种。田兴秀认为，苗药有三十六种质征，又分为气味质十六种、结构质十七种。在治法上，热征可治冷病，冷征可治热病，质征补体质，治亏损病。以上这些学术观点及用词是否适当，值得学术界探讨。

（三）不断丰富苗医学思想，充实与完善苗医学理论，指导苗医临床实践

经过多年的文献发掘整理，湖南、贵州等地的苗医药专家学者总结出较为完善的苗医学思想及基础理论，指导我国当今苗医药科研、临床、教学，促进我国苗医药事业的发展。当前，我国苗医药发展特别是苗医发展还有许多基础工作要做，如梳理苗医学思想脉络，进一步完善理论体系建设，有科学的理论体系才能指导苗医药的医学教育、苗医药标准化建设、苗医执业医师资格考试、苗医临床疗效及安全性评价等。关于基础理论建设，光凭目前较为"瘦弱"的苗医学理论"躯体"支撑不起苗医学理论构建的大梁。苗医

学理论有待不断丰富与完善，许多阙如或缺失有待填补，有些观点与理论值得商榷。

1. 苗族生存哲学作为苗医学理论指导思想不够清晰

一分为三的观点被认为是苗族生成哲学的核心思想。近年来，哲学界对一分为三研究较多，认为一分为三是构建和谐共生天人关系的智慧钥匙，是事物的客观存在，也是事物发展变化的最一般规律，是中国人的世界观、认识论和价值取向。运用一分为三哲学思想构建和谐共生的天人关系，运用一分为三规律探寻和实现人与人、人与社会、人与自然之间和谐共生关系，认为苗族生成哲学的意义与价值在于指导中国苗医学思想、苗医学理论体系的构建。苗族生成哲学作为苗医学思想、苗医学理论体系的构建原则应是情理之事，将苗族生成哲学贯穿于苗医学的医、病、药三大知识体系之中，也是必然之事。关键是如何精准地应用、科学地阐述、合理地表达，既符哲理思想，又合医理，构建姓苗（苗医学）不姓中（地方中医）的苗医学理论体系，以丰富祖国传统医学宝库。

2. 在苗医学思想引领下科学规范地整理苗医药文献

目前整理并出版了一批苗医学专著，引领了中国苗医学思想及理论框架的构建，这是对中国苗医学的重大历史性贡献。但是对苗医药的文献整理存在可商榷之处，特别是对民间口述史料的整理更需严谨，要尽量真实地表达原意，不能任意释注。比如有的作者释注根据苗语口述资料整理成文的苗医药文献，其内涵与外延有过分与不及之嫌。正如诸国本教授指出的那样，不能太物理化，整理工作也有不够规范、随意臆造之嫌，民族医药文献整理是一项严谨、科学、规范的研究工作。民族医药文献特别是只有语言而无文字、靠口述资料世代传承的民族医药文献，在整理中困难诸多、问题诸多。在抄记、整理、翻译等工作中，要准确记录、忠于原意，做好校译或注释，以确保所译文献的原意及真实性。目前，国内有学者用苗族生存哲学指导苗医学思想与理论的探讨与研究，作者试图将能量、物质、结构三本一体的观点贯穿苗医学基本理论，用三本论指导苗医学医、病、药三大知识体系的构建。

由于苗族生存学说刚刚被人认识，对其缺乏深入了解，书中所表述的术语、名词及基本理论显得不通俗，医理表达不清，让人读不懂、听不懂，感到陌生，这就难为了读者。如能量、物质、结构这种相似的物理学术语表达，在其他医书中很难看到。再如生灵（解释为生命）、人体三隶（头隶、胸隶、腹隶）、九架、十窍、疾病的能量（解释为致病因素对人体健康的破坏力）、病征（解释为各种疾病出现的征象）；以能量为主症的病类，以结构为主症的病类，以物质为主的病类；整病学三大原则，调整能量、补充物质、改善结构；整病四十九套方术，药物质征学、走关、方剂学等，此类苗医药名词术语都显深奥，外人很难读懂，难以理解，这就是苗族生存哲学指导下形成的苗医学理论。

关于苗医文献（含口述资料）的翻译、注释、校注，要有规可循。今后在苗族医药文献整理工作中，建议参照中华中医药学会 2012 年 7 月 1 日发布的《中医古籍整理规范》，运用文献方法对苗族医药文献进行校勘、标点、注释、今译、辑佚、评述、影印、汇编等工作。对苗族医药文献力求进行规范整理，特别是在注释、翻译苗语文献时，要正确使用注释术语，语言准确、简明，注意文理与医理的统一，引用原始文献（口述文献）要标明出处（包括口述资料、版本）。只有规范的翻译、注释才能表达原意。

3. 构建和谐苗医学理论体系任重道远

和谐的苗医学思想与理论体系，是建立在苗医学多元思想基础上的苗医学理论体系的中国苗医学。在苗医学多元思想指导下构建苗医学和谐理论体系，指导苗医药临床、科研、教学及研发工作，推进我国苗医药事业健康有序地发展。

根据现有苗医学思想成果及苗医学理论成果，如在两纲、两经、两毒、两大病因、两大治则、两大治法、苗药三性或两性、两大组方原则、三大整病原则等学术成果基础上，中国苗医学理论构建要围绕医、病、药三大要素构建，可用框架图表示。

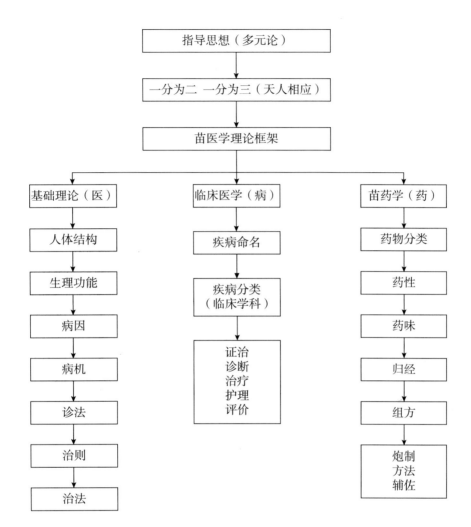

下篇

苗医学文化研究

所收录文章为作者近年来研究中国苗族医药历史、文化与苗医学思想的论著。

从苗族原始神话探寻远古苗族医药文化[①]

苗族远古原始医药文化产生于九黎蚩尤、三苗和荆蛮氏族部落时期,是通过原始神话传说、苗族古歌等口碑形式传承下来的。在苗族浩瀚的口碑文献遗迹中,梳理出有关苗族原始医药文化的脉络,有神农尝百草、蚩尤传神药、祝融传授按摩强身术、药王传医方等,将神话时代的苗族远古医药文化紧密相连,划时代地形成了苗族医药文化的原始里程碑,构成了苗族医药文化的原始形态。

中国苗医学是我国历史上最为久远的民族传统医学之一。苗医学萌芽于炎黄、蚩尤时代,形成于秦汉,发展于明清,复兴于近现代,大约经历了五六千年的曲折发展,才有了今天的苗医学。说其悠久,是因为苗族始祖蚩尤与炎帝、黄帝同为我国上古尊称的三皇。有关苗医神话传说蚩尤传神药与神农尝百草、岐黄论医道是在同一时代,苗族医药是远古原始神话时代的原始医药文化。经历了苗族原始鬼神教与巫教文化相互兼容后,孕育出巫医一家、神药两解的特殊巫医文化形态而后传衍出来的苗医学。

苗医学随着历史的尘封而被湮灭了许多文化精粹,苗族民间远古神话传说在逐渐解冰中显露出其中的医药文化,再现古老的苗族医药辉煌。

一、神农尝百草、识药效、除病痛,始创医学

神农尝百草,日遇七十毒,得茶而解之,是千古以来颂扬远古时代神农

[①] 田华咏著,2006 年发表于《中国民族民间医药杂志》,有删改。

氏尝百草、采百药、开创医药的传说故事,是中华民族的佳话。神农氏是何许人也,与苗族医药有什么关系?是人们一直在探讨的问题。

(一)神农氏其人其事

传说早在5000多年前,炎帝神农氏耕耘植五谷,训禽兽,尝百草,疗民疾,开创了灿烂的华夏文明。我国古代神性英雄有开天辟地的盘古、炼石补天的女娲、发现药草的神农、教民稼穑的后稷、治理洪水的鲧与禹等。所以说,神农氏是我国古代神性英雄之一。神农氏之名始见于《周易》。《周易·系辞下》记载:"古者包牺氏之王天下也……包牺氏没,神农氏作,斫木为耜,揉木为耒,耒耨之利,以教天下……日中为市,致天下之民,聚天下之货,交易而退,各得其所……"《庄子·盗跖》记载:"神农之世,卧则居居,起则于于,民知其母,不知其父,麋鹿共处,耕而食,织而衣,无相害之心,以至德之隆也。"

传说中的炎帝是慈爱的大神①,当他出现在世间的时候,大地上的人类已经生育繁多,自然界出产的食物不够吃了,仁爱的炎帝于是教人类播种五谷,用劳力换取生活的资料。炎帝又让太阳发出足够的光和热来,使五谷孕育生长,从此人类不愁衣食。大家感念他的功德,便尊称他为神农。《帝王世纪》记载"炎帝神农氏人身牛首",就是说炎帝是牛的头、人的身子,这大约是因为在农业上他像几千年来帮助人们耕种的牛一样,特别有贡献。

传说炎帝是太阳神,又兼农业之神,还是医药神。因为太阳是健康的源泉,所以和医药有关系。传说神农有一根神鞭,叫赭鞭,是用来识药的。神农只要用赭鞭鞭打草药,就能识别这些药物是否有毒、是寒性还是热性,知其药物赋性,给人民治病,这就是历史上神农鞭药的传说。另有传说就是通常说的尝药故事:神农尝百草,日遇七十毒,遇茶而解之,最后尝到一种有剧毒的断肠草,因断肠而死。

---

① 潘定智. 苗族传统文化的几点思考 [J]. 苗侗文化论坛, 1989 (3): 83.

《白虎通》记载："古之人民皆食禽兽肉，至于神农，人民众多，禽畜不足，于是神农教民作农，神而化之，使民宜之，故谓之神农也。"

历史上的神农氏，典籍称其为远古帝王中的三皇之一。东汉应劭《风俗通义》记载："《春秋运斗枢》曰：伏羲、女娲、神农，三皇也。《礼号谥记》曰：伏羲、祝融、神农。《含文嘉》曰：虙戏、燧人、神农……神农，神者，信也，农者，浓也，始作耒作耜，教民耕种，美其衣食，德浓厚若神，故为神农氏也。《尚书大传》曰：燧人为燧皇，伏羲为戏皇，神农为农皇也。"《淮南子》记载："神农播五谷也，因苗以为教。"伍新福认为："中国稻米最早是苗族发明的，后来传到日本和东南亚。"①

相传炎帝神农氏曾在湖南湘东炎陵县尝药辨药，后人在炎帝陵西北天池附近建有味草亭。亭边有清泉一泓，冬夏不涸，相传为炎帝洗药之处，故名洗药池，又称天池。在炎帝陵西南十里许，有一座山名峤梁岭。相传炎帝采药曾到过这里，后人在山上铸有尝药鼎。鼎三足有盖，素质无文，盖端有蝌蚪文数十，字不可识。

神农氏别号烈山氏，如《汉书·律历志》记载："又曰连山氏，又曰列山氏。"列山即烈山，为放火烧山之意，也就是原始的刀耕火种。有关神农氏与炎帝的关系，历史上一直众说纷纭。有的视神农氏、炎帝为一人，如《淮南子》说"赤帝、炎帝，号称神农"。秦汉以来，神农氏和炎帝逐渐融合为一体，可能是当时同属于农业生产的著名部落原因，形成部落联盟的象征。也有人指出，神农氏在前，属于母系氏族社会；炎帝在后，属于父系氏族社会，因而炎帝是神农氏的后裔。炎帝神农氏既可作为部落联盟首领的称号，又可视作部落联盟的代号，还可视作农耕文化文明阶段的时代概念。

综上，传说中的神农氏对人类的贡献在于开创了华夏农耕、医药、交换（贸易）三大发明。

---

① 伍新福. 中国苗族通史［M］. 贵阳：贵州民族出版社，1999：25-27.

（二）我国古代文献有关神农氏尝百草、行医治病的传说

《淮南子·修务训》记载："古者民茹草饮水，采树木之实，食蠃蚌之肉，时多疾病毒伤之害，于是神农乃始教民播种五谷，相土地宜燥湿肥饶高下，尝百草之滋味，水泉之甘苦，令民知所辟就。当此之时，一日而遇七十毒。"

《神农本草经》记载："神农尝百草，日遇七十毒，得茶而解之。"

《史记·五帝本纪》记载："以赭鞭鞭草木，始尝百草，始有医药。"

《搜神记》记载："神农以赭鞭鞭百草，尽知其平、毒、寒、温之性，臭味所主，以播百谷，故天下号神农也。"

《述异记》记载："太原神釜冈，有神农尝药之鼎存焉。成阳山中，有神农鞭药处，一名神农原药草山。山中紫阳观，世传神农于此辨百药。"

《太平御览》引《帝王世纪》记载："炎帝神农氏……始教天下耕种五谷而食之，以省杀生。尝味草木，尝药疗疾，救死伤之命。"

明代周游《开辟演绎》记载："后世传言神农乃玲珑玉体，能见其肺肝五脏，此实事也。若非玲珑玉体，尝药一日遇七十二毒，何以解之？但传炎帝尝诸药，中毒能解，至尝百足虫入腹，一足成一虫，炎帝不能解，因而致死，万无是理……"

历代有关医药文献亦有对神农氏创医药的记载。《本草古今论》记载："本草始仿于神农，药上三百六十品，此乃开天圣人也，与天地为一体；实能探造化之精，穷万物之理，字字精解，非若后人推测而知之者。"《医学渊源论》记载："医书之最古者《内经》，则医之祖乃岐黄也。然《本草》起于神农，则又在黄帝之前矣。可知医之起，起于药也。"

（三）神农与苗族医药的渊源

石朝江认为，苗族之族称为苗，考释与其先民最早学会种植水稻有关，说明苗族先民属农业氏族或部落，神农氏尝百草、播五谷是农业、医药的始

祖。考证苗族与神农氏的渊源，有关史实证明苗族的"苗"与神农有着渊源关系，苗族的农、医又源于神农。苗族的老家正是神农的活动地域，这都不是偶然的巧合，而有十分渊源的关系。古有"民不祭非类"之说，苗族不是祭祀至高无上的黄帝，而隆重祭祀神农及其后裔蚩尤，充分说明神农是苗族的医学始祖①。

通过历史考证结合民间传说，发现神农与苗族有着深厚的历史渊源关系，苗医始于神农，或者说神农是苗医的始祖也是可信的。

二、蚩尤传神药，医治百病

蚩尤是苗族崇敬的祖先。九黎是公元前2500年左右生活在黄河中下游平原的古代氏族部落联盟，与黄帝部落联盟同一时代。黄帝部落与九黎发生了冲突，在涿鹿之野九黎被打败，蚩尤被擒杀。九黎被迫离开黄河流域，向南方迁徙，来到了长江中游，这是苗族历史上的第一次大迁徙。他们在长江中游定居了400多年，形成了一个新兴的部落联盟，即三苗或三苗国。

《路史·后纪四·蚩尤传》记载："阪泉氏蚩尤，姜姓炎帝之裔也。"关于阪泉，《史记·五帝本纪》记载："阪泉，今名黄帝泉，在女为州怀戎县东五十六里，出五里至涿鹿。"

相传蚩尤从小聪明伶俐，九岁时离家到黄河边的高山峻岭向生翁爷爷拜师学艺。九年后，蚩尤懂得一百二十种礼规，能应变天下大事；掌握一百二十种药，成了能治百病、起死回生、返老还童的神医；精通十二道神符，成为能呼风唤雨、明阴晓阳的大神。蚩尤学艺回来后，生了九个儿子，儿子们长大后都学会了蚩尤的本领，每个儿子管九个寨，九个儿子共管八十一个寨，蚩尤就成了八十一个寨的大首领。由于蚩尤懂得一百二十种药，人病了服药能治好，死了服药能复生，老了服药还能还童。数十年后，苗寨人丁发展起

---

① 石朝江. 中国苗学［M］. 贵阳：贵州大学出版社，2009：24.

来。这就是苗族历史上蚩尤传神药的故事①。

蚩尤是苗族先民一个传奇式的英雄，苗族都称祖先为尤公，如贵州省黔东南称老祖宗为榜香尤，湖南省湘西一带苗族称祖先为剖尤或绞黎够尤（即九黎蚩尤），而川、黔、滇边的苗族人民直接称为蚩尤。民间有关蚩尤的传说较多，目前在湘西花垣县古苗河边还有蚩尤洞和蚩尤石像。

三、祝融传熟食，传按摩强身健体术

传说祝融是主管南方之神，是南方天帝炎帝的后代。《山海经·海南经》记载："炎帝之妻，赤水之子听沃生炎居，炎居生节并，节并生戏器，戏器生祝融。"文中所述的祝融应是炎帝的玄孙。《山海经·海南经》对祝融的描述为"南方祝融，兽身人面，乘两龙"。《淮南子·时则训》记载："南方之极，赤帝祝融之所司者万二千里。"这里的"南方之极"，即现在的南岳衡山，为祝融所管之地。

在太上老君开天经的故事中，记载了有关炎帝与祝融的关系："神农之时，老君下为师，号曰太成子，作《太微经》，教神农尝百草，得五谷，与人民播植，以代禽兽之命也。神农没后而有燧人。燧人时，老君下为师，教示燧人钻木出炎，续日之光，变生为熟，以除腥臊。燧人没后有祝融。祝融之时，老君下为师，号广寿子，教修三纲齐七政。三皇修道，人皆不病。作《按摩通精经》。"传说广寿子传给祝融《按摩通精经》九十卷，祝融在南方将书中内容传授给黎民百姓。从此，黎民百姓掌握了防病、强身、养生的按摩术，病痛减少，身体越练越强壮，起到了祛病强身、健康长寿之目的。

祝融的职务是火正，职责为观象授时，即通过观测大火星和鹑火星的位置来确定农时。祝融小时候的名字叫黎，也叫重黎，父亲是氏族首领。那时燧人氏发明了钻木取火，但不会保存火和利用火。祝融从小就喜欢观火、玩

---

① 欧志安. 湘西苗医初考 [J]. 中南民族学院学报（自然科学版），1984（2）：1-34.

火，用火成了祝融的拿手把戏。传说火到了他的手里，只要不是长途传递，就都能长期保存下来。燧人氏是钻木取火，祝融氏发明了钻石取火，钻石取火比钻木取火有了很大的进步。在祝融所管的南方，百姓用火烧菜、煮饭、取暖、照明，点火熏烟驱逐野兽、蚊虫和瘴气，由吃生食改为吃熟食，便不易生病。炎帝及其后裔燧人氏、祝融氏掌握了火，标志着上古南方民族历史性的进步。

有文献记载，祝融是楚民族的始祖。20世纪40年代，在长沙出土的楚《帛书》上有"炎帝乃命祝融生四神降，尊三天"的记载。其意为炎帝命祝融遣降四神于人间，安定日、月、星、辰，建立四极以承天覆。"三天"指日、月、星。祝融受炎帝之命，使下界不得上通于天。1988年在湖北省荆门包山2号楚墓出土的竹简记载了楚人的先祖老童、祝融。其他相关文献也有关于祝融、炎帝关系的记载，如《礼记·月令》和《吕氏春秋》均有记载："其帝炎帝，其神祝融。"意为炎帝是南方和夏季的帝，祝融是南方和夏季的神。

祝融在南方极地的贡献，在于他将人工取火用于百姓的日常生活之中，食用熟食，用火防蚊虫、瘴气，均起到祛病防病的目的；用先师传授的按摩术教百姓祛病强身、延年益寿。这两大功绩为南方三苗之民及楚民族的繁衍生息做出重要贡献，也是我国出现较早的预防医学思想萌芽。

四、药王传医方

相传在湘黔边区的苗族民间，有一位苗族药王，他常年奔走于苗族民间，有歌谣为证："一个药王，身在四方，行走如常，风餐露宿寻找药方""三千苗药，八百单方"。湘西凤凰县老苗医石福山说："苗医的始祖是药王爷爷。"

民间传说中的药王爷爷是一个周身透明、状如玻璃、有翅、能在空中飞行的神人，他不畏艰难险阻为苗民寻找药方。传说他每找到一味药，都要亲口尝一尝，药气在体内或周身串行，气串在人体哪个部位就能治疗哪个部位的疾病。一天，他尝了一味蝶形兰花的草根，顿时满口麻辣味，急忙用水吞下,一时间,大脑如昏如麻,失去知觉。他醒来后回忆说:"这草好生厉害,刚才我'大比农耿'(苗语,像脑壳烂了)。"便给这草取名比耿。同行的人一看,惊道:"药王,你全身都黑了!"药王一看果然全身不再透明,便将这草取名草乌。现在湘黔边境还流传有关药王的歌谣:"药王药王,身如星亮,穿山越谷,行走如常,食果饮露,寻找药方。"① 这个药王爷爷神话传说,就是巫师精于采药和治病的故事。

在苗族民间,苗医们认为从古至今所用的苗药和单方就是药王爷爷传下来的。药王到底是一个什么样的人?湘西花垣县大苗医、大巫医龙玉六晚年绘了两幅药王画像,一幅是公药王(喔巴嘎),一幅是母药王(喔登嘎)。据龙玉六介绍,这两幅画的原形是先人一代一代传下来的。

在中医史学界,因为神农首创医药,世称药王,后遂以药王为颂神农之称,将药王、神农视为一人。苗族人民所敬颂的药王爷爷,是否与中医史学上称神农为药王有关,苗医药王与神农是否同为一人,这与苗族的医学源于神农,苗族的祖先之地是神农氏的活动地域,苗族的祭祀是隆重纪念神农及其后裔蚩尤有关,这些历史说明神农是苗族的医药始祖。所以说,苗族药王爷爷是否就是神农,值得探讨。湘西苗族民间关于药王爷爷的画像,与史书上神农的画像不同。欧志安在《湘西苗医初考》一文中指出,苗族民间传说中的药王爷爷是头上长角的形象;龙玉六笔下的药王头上无角,身披树叶。

花垣县老苗医施老友传下的有关药王的歌为:"吾爱药王传得法,药王传法到如今。今人照爱前人样,此是药王治病恩。昔日药王登仙去,传本留教救凡人。都是前朝传的法,前朝传子真传孙。子子孙孙传玄曾,代代相传到如今。前人留起千朝路,今有在朝往长行。此是前朝约的礼,发古流传到如今。重重叠叠上瑶台,几度呼重扫不开。刚被太阳收拾去,都教明月送将来。"

欧志安的苗医师傅给他传了一首关于药王的诗:"通古亘今求岐黄,石破

---

① 潘定智,杨朝文. 蚩尤自传说[M]. 贵阳:贵州民族出版社,1989:10.

天惊数药王。风雨耕耘几千代,日月积汇融一章。无文书载理论短,有口皆碑源远长。接骨续筋华佗水,堪叹苗医世栋梁。"

药王爷爷是苗族民间世代相传的苗医始祖,这个药王爷爷不管是谁,都为苗族医药的创立著有不朽之功。药王爷爷创立苗医,与岐黄论医而创制《内经》的功名一样流芳千古,共为祖国传统医药的基石。不管是苗族的药王爷爷还是中医的岐黄,他们都是我国古代医药学的代表和医药文化的象征。

五、原始苗医药文化特征

从神农尝百草、辨百药,尽知其平、毒、寒、温之性,臭味所主,尝药疗疾,救死扶伤;蚩尤传神药,医治百病,起死回生,返老还童,是明晓阴阳的大神医;祝融传熟食,传按摩强身健体术,再到药王爷爷风餐露宿寻找药方,出现三千苗药、八百单方的苗医远古医方,原始苗医药文化就是在这一原始医药文化过程中形成的。苗族原始医药文化的特征为神药兼容的文化形态,具有神秘性、神奇性和神话性。原始苗族医药文化是从传说、神话到药物识别、临床应用的初级医药知识的积累过程。

苗族原始医药文化产生于远古神话时代,充满神秘,在原始的医疗活动中时而彰显神奇作用,才有后来的神话故事世代相传至今。虽然是远古神话,其真实性颇难稽考,其实也没有必要揭开其神秘的面纱,让苗族原始医药文化在神秘中延续,在神奇中传承,在神话中折射。留一点苗医神秘的文化给后人,这也许是我们探寻远古苗族原始医药文化的缘故吧!

中国苗医学的基本特征及学术特点

一、中国苗医学历史悠久

苗医学是我国最古老的传统医学之一,从原始神话传说时代神农尝百草、蚩尤传神药、祝融传按摩强身术的辉煌时代,到春秋战国时代的巫医传衍,经历了五六千年的漫长过程。苗族始祖蚩尤与炎帝、黄帝,并称为我国三大人文始祖。蚩尤传神药开创了中国苗医学防病治病的历史先河。蚩尤传神药的故事早于岐黄论医,即早于成书于战国时期的我国现存最早的医书《黄帝内经》,故曰苗医学是中国最古老的传统医学。

苗医学是从远古原始神话、苗族古歌等口碑形式中传承下来的,有神农尝百草、识药效、除病痛、始创医学,蚩尤传神药、医治百病,祝融传熟食、传按摩强身健体术,驩兜传丹砂、消疫除瘟,苗父药到病除、神传疾解,药王风餐露宿寻找药方、传承三千苗药八百单方的苗医远古原始医学历史。苗医学文化历史大体经历了三个发展阶段,在不同时期形成了三种形态不一的医学文化现象:一是以神为象征的苗族原始医药文化形态,即氏族部落医药文化,如神话传说中的神农尝百草、蚩尤传神药、祝融授按摩术、苗父药到病除神传疾解、药王传医方等以神为主、神药两解的原始医药文化形态;二是以沟通鬼神的巫教为象征的巫医结合的巫医文化形态,如苗巫医的过阴、望鬼术、驱鬼术、占卜术、神明术、放蛊术等巫术与医药相结合,祈求病愈的巫医文化形态;三是以医药治病为象征的苗族医药文化形态,即苗医学。

从秦汉以来的 2000 多年里，苗医学从巫医传衍到有苗族医药文字见于史料中，是苗医学的萌芽、形成和发展时期。中华人民共和国成立后，党和政府重视民族传统医学的继承与发展，使苗族医学得以快速发展。特别是最近二十多年，对苗医学的继承、整理与提高，使苗医学从千百年的口传医学完成了历史的跨越，成为文传医学，也是祖国传统医学的重要组成部分。

二、中国苗医学基本特征

中国苗医学的基本特征如下。

三因学说认识人体　苗医认为气、血、水是构成人体的物质基础。在人体物质结构上，认为气（苯）、血（象）、水（沃）是重要组成部分。人的生、老、病、死与气、血、水有密切关系。

疾病两纲　冷病、热病是对立的两大类疾病。

疾病五经　冷经、热经、半边经、快经（包括哑经）和慢经。

疾病归类　苗医将疾病归纳为三十六大症、一百零八小症、七十二症，也可归纳为纲、经、症、疾、翻、龟、小儿胎病、新生儿抽病、疔、癀、疮、丹、杂病等。

疾病命名　常以取类比象命名，或以动物形象命名，如乌雅症；或以植物形象命名，如背花、肚花等。还可以病变部位命名，如颈癀等；以病灶色泽命名，如白口疮、红痧症等；以病因命名，如妇男月家病（男子因色欲过度而致病）、寒风症；以病变部位与植物形象结合命名，如自白口菌（唇内长肿物，色白，状如菌子，称白口菌）。

致病原因　主要有内损和外因两大因素，如自然环境的影响、邪毒损伤、旧伤（内损）外伤、劳累损伤。

病机　苗医认为，病机首先为气、血、水在疾病不同阶段中的不断变化，即气血与水的变化、气与水的变化、血与水的变化。气、血、水相关联、相融、相存。其次为神色的变化，即神与色的关系。再次为脏腑的病机变化，如心有心血，血通则活，血阻则衰；肾有肾水，水行肾健，水滞肾衰等。

疾病诊断　苗医采用四诊法，即望诊（望形态、望神态、望面色、望眼、望舌、望舌苔、望毛发、望皮肤）、听诊（听语声、听呼吸、听咳嗽）、问诊和脉诊（大脉、小脉、快脉、慢脉）。

治疗原则　分为冷病热治、热病冷治。

药物分类　分为热药、冷药两大类，或分为公药、母药。

苗药药性　分为七味，即酸、甜、辣、麻、辛、涩、淡。

药物归经　味甜、麻、香、辣的热性药，可归为冷经；味酸、苦、涩的冷性药，可归为热经。

药物组方原则　由母药（主药）、子药（辅药或副药）组成。

苗医用药基本规律　冷药治热病，热药治冷病，以色治色（以红治红、以白治白、以黄治黄、以黑治黑），以形定用（以节治节、以藤治通、以刺治积、以花开滞、以形解形），以毒攻毒，以克为治，以脏补脏。

治疗方法　有内治法和外治法。

苗医外治法大体上分为七大类：

针类有瓦针、温针、油针、硫黄针、糖药针、植物刺针疗法；

灸类有艾灸、姜灸、蒜灸、盐灸、辣椒灸、火酒灸、蓖麻灸、烧灯火、烧药火等；

拔筒类有火拔筒、纸煤筒、气角筒等；

推擦类有推拿、按摩、拍水、拍醋、拍酒、滚蛋、刮铜钱、刮脊抽腿疗法等；

敷熨类有外敷、叭贴、热熨、发泡疗法等；

熏洗类有熏蒸、烟熏、外洗、淋浴疗法等；

放血割脂类有放血、针挑疗法。

养生保健　苗医讲究强身健体，融健身武术、歌舞于一体，通过多种娱乐和运动来增强体质。

在生活实践中苗族还讲究药物防病，根据时令或季节、气候的变化，用药物预防疾病。

三、中国苗医学术特点

（一）一分为二的对立统一观点

苗医用一分为二的辩证唯物思想指导辨病与临床用药，如在疾病的归类上，分为冷病、热病，冷经、热经；在药物分类上，药物按药性分为冷药、热药；在治疗疾病上，冷病用热药、热病用冷药。

一分为二与对立统一的观点有冷病与热病、冷经与热经、快经与慢经、生与死等事物的对立统一。人体重要物质的对立统一，即气、血、水在生命过程中的表现，有气则生、无气则死，血动则生、血停则死，有水则生、无水则死。

（二）气、血、水学说为医学核心

苗医认为，气、血、水是人体的主要物质，血与水在人体无处不有，有人无血不能长、人无水不能生的核心思想。血与水是看得见的物质，水生血、血带水，血水相融，血无水不能生，水无血不能养。

气、血、水相依相存，相互影响，相互变化。其中血起主导作用，如血虚则头晕眼花、四肢麻木、面色苍白，血热则烦躁不安、颜面发红，血离经脉则便血、尿血、咳血。

苗医认为，人体疾病与气、血、水有密切的关系。气、血、水相依相存示意图如下。

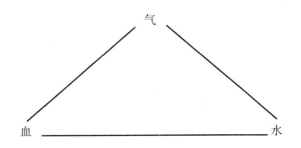

（三）两纲、五经的临床医学成就

苗医在临床医学上的成就，主要体现为两纲、五经。

疾病分为冷病、热病，即两纲。

临床病症分为五经，即冷经、热经、半边经、快经（包括哑经）、慢经。

疾病分为三十六大症、七十二疾、一百零八小症、四十九翻。

苗医临床医学理论模式为纲、经、症、疾。

关于苗医学理论体系构建的再思考[①]

最近我在做"中国苗医药思想研究"课题,梳理近年来国内关于苗医药学术成果时,找出了几种具有代表性的苗医学思想。一是湖南省凤凰县欧志安苗医总结的"英养"学说观点,二是贵州省黔东南州陆科闵先生整理的一分为二的观点,三是湖南省花垣县田兴秀医生根据苗医龙玉六口述资料整理编写的《三本论——苗族生成哲学精髓解析》(即一分为三的观点,谓之"苗族生存学说"),四是贵州省松桃县唐永江先生整理得出的苗药"公母"观点。以上几种有关苗医学观点,代表了现代苗医学思想及取得的成果。

在解读上述观点时,"英养"学说(实为阴阳观点)及一分为二观点等苗医药学术思想,还是易学、易懂、易理解的。

以下是关于苗族的生成哲学观的理解及其在苗医学理论体系构建的作用探讨。

为读懂《三本论——苗族生成哲学精髓解析》中苗族生存哲学一分为三的观点,近年来我一直关注这方面的学术研究成果,一是通过查阅文献资料,学习别人的理解成果;二是开展田野调查,在作者家乡湖南花垣苗族民间,实地走访当地苗医药人员,请教会苗医、懂苗语的老师或苗医,试图通过与他们交谈来加深对苗族《三本论——苗族生成哲学精髓解析》内涵的理解。但在交流中,他们普遍反映"看不懂,听不懂,不解其意"。特别是三个核心主题词,即搜媚若(能量)、各薄港搜(物质)、玛汝务翠(结构),所翻译、

[①] 2018年12月2日,田华咏在贵州省松桃苗族自治县苗医药学术研讨会上演讲。

注释的内容玄奥难懂。

在与花垣县补抽乡苗医石佳民交谈时，石佳民说，"务翠"苗语意为清水，"玛汝"为好，"玛汝务翠"即好的清水。他对此提出疑义："好的清水怎能解释为结构？"花垣县排碧乡苗医石志权认为，"各薄港搜"应为"打葩港搜"，是万物基础。他们认为，"作者在翻译龙玉六口述资料时，限于作者的苗语知识，没有准确地将其原意翻译阐释出来，所译资料没能体现古老苗医认识事物、认识医学的本意，有误导之嫌"。

《三本论——苗族生成哲学精髓解析》发表之后，在学术界引起反响。苗族学者吴吉寅在《也谈苗族生成哲学观》一文中一针见血地指出："本书的标题说论述的是苗族的生成哲学，但书普遍内容论述的都是宇宙的生成哲学，除了在注释里标明物质、能量和结构的翻译（作者自己给出的翻译）及出处之外，其他地方几乎没有一个字涉及苗族，也没有一点苗族的韵味；既没有苗族的语言表达，也没有苗族的哲学运用，更没有苗族文化的历史脉络。这本书是用说明的方式写成的，作者力图用自己所掌握的知识对宇宙的生成运动做出概况解释，看后我觉得它更像一本物理著作。"

关于苗医学理论体系构建，我只想提出一点儿思想性思考，不是想写苗医学基础或苗医理论体系，因为从来就没有想过要做这么一项宏伟的工程！究其原因，是我不懂苗文，也不懂苗语，血液中没有流淌苗族基因，我只是一个外行。虽然过去做了一点儿苗医研究工作，也只涉及皮毛之事，不能从理论上、思想上阐释清楚。这项工程需要顶层设计，需要中国苗医界共同探索研究苗医理论体系的构建。这项工程，不是一个人或几个人，一个学术观点、一段时间就能完成的，而是需要一个过程，需要大家共同来完成。

略论中国苗族三大医药文化圈的形成与特色[①]

苗族有着悠久的历史和灿烂的民族文化，苗族医药是其民族文化的重要组成部分。纵观苗族医药发展史，笔者认为，我国苗族医药由苗族东部、南部及西部三大医药文化圈组成。苗族医药文化圈的基本特征为：以地域为基础，以语言为载体，以区间医药经验为特色而形成的民族医药文化圈。下面试图通过对苗族人民生活区域，苗族语言及区间医药特色进行系统研究，探讨苗族医药文化圈的特色所在。

一、苗族医药文化圈的区域基础

我国苗族人民生活的地域，在上古时生活在长江中下游一带。苗族先民在其部落首领蚩尤统领下日渐强盛。经过涿鹿之战后黄帝部落战胜蚩尤集团，蚩尤被生擒杀头。从此，苗族先民部落集团分裂，被驱逐或迁徙他乡，远离家园。有的从东到西、有的从北向南四处漂泊，最后生活在南方的深山丛林之中，世代在远离中原沃土的环境中生息繁衍，还有的苗民远涉重洋漂泊海外，这就是苗民历史上的大迁徙而后定居的历史。

苗族是我人口较多的少数民族，据全国第五次人口普查，目前苗族人口为894万，居全国少数民族人口数的第四位。苗族人口超过百万的省有贵州、湖南和云南，十万以上的省、自治区、直辖市有重庆、广西、湖北、四川和广东等。

---

① 田华咏著，2003年发表于《贵阳中医学院学报》，有删改。

苗族主要居住在中南及西南一带，分布在全国各地，以贵州、湖南、云南、重庆、广西、湖北、四川、广东、海南等九个省、市、自治区的南方山区分布为主。苗族居住地区在历史上形成了几个比较大的固定区域。一是以武陵山区为居住地的苗族东部区域，包括湖南、贵州、湖北、重庆毗邻的20多个县市。二是苗岭、大苗山、月亮山一带的苗族南部区域，包括黔东南州及黔南各县市，广西桂东北的融水、龙胜等县，湘西南的城步等。三是滇黔川边的乌蒙山区一带的西部区域，如贵州省的镇宁、紫山、关岭、兴仁、晴隆，云南省的马关、屏边、金平、禄劝，广西的隆林等县。以上各区域基本上连成一片，形成了我国苗族居住的三大区域。除上述成片居住区域外，还有海南岛五指山区的琼中和亭保苗族居住区。此外，还有一些地方苗族同其他民族杂居而形成的区域。

中华人民共和国成立后，苗族人民实行了区域自治，建立了六个联合自治州，分别是湖南省湘西土家族苗族自治州，湖北省恩施土家族苗族自治州，贵州省黔东南苗族侗族自治州，黔南布依族苗族自治州，黔西南布依族苗族自治州，云南省文山壮族苗族自治州；五个苗族自治县，分别是湖南省城步苗族自治县、麻阳苗族自治县，广西壮族自治区融水苗族自治县，贵州省松桃苗族自治县，云南省屏边苗族自治县。目前，苗族在我国二十多个县区实行民族区域自治，还建立了若干个苗族乡。

我国苗族生活居住区域分布走向为由东向中、向西连接成片，或区域性的民族交错杂居，构成了三块较大的苗族生活片区。由于区域间的语言、生活、风俗的差异，形成了区域间的文化差异现象，构成特殊的文化圈，这就是苗族文化的基础。

二、苗族医药文化圈的承传基础

苗族医药文化的形成及文化圈的构建，是通过语言及宗教活动的承传形成来实现的。由于苗族有语言而无文字，几千年来其文化的继承与发展是通过口耳相传或宗教仪式活动使其世代相传，苗文化走出了一条具有民族特色的文明之路,即宗教与口头文字的承传之路。

(一)苗语是承传苗族医药文化的主要载体

目前,国内苗学语言专家认为,苗族语言属汉藏语系,苗瑶语族的苗族语支。中国苗语分三大方言,即东部(湘西)方言、中部(黔东)方言和西部(川黔滇)方言。东部方言除了湘西苗族外,还有贵州松桃、榕江、紫云、望谟县,渝东的秀山,广西南丹、河池、都安县,湖北的宣恩县,湖南的麻阳、新晃县等。东部方言又分两个次方言,即东部次方言和西部次方言[①]。中部方言在黔东南、黔南自治州东部,湖南西南部(城步、绥宁等县),广西融水和三江等县。西部方言是苗族使用人数最多的一个方言。西部方言有七个次方言,分别是川滇黔次方言、滇东北次方言、贵阳次方言、惠水次方言、麻山次方言、泊河次方言、重安江次方言。西部方言分布在除了黔东以外的贵州省所有地区,还有川南、渝南、桂西北、云南各地。苗族三大区域间的三大方言是中国苗族语言构建的基本语言。

苗族医药亘古及今主要靠语言来承传,如苗族古歌、诗歌、谚语、传说、故事等多种语言形式将苗医承传至今。如湖南省花垣县苗医龙玉六口传的苗族古老话,将苗族生存学说从先辈口中完整的传诵至今。有关专家认为,苗族生存学说产生于遥远的古代,是一种古老的哲学体系[②]。如贵州一带苗族民间故事或传说中龟精的传说、福哥故事、文先果的传说等,都传记了有关苗医的诊疗、本草或方药。通过历代传诵使得苗医流传至今,成为当今仍具较强临床活力的民族医药学。

(二)宗教仪式活动是承传苗族医药文化的特殊载体

苗族医药文化除语言承传外,还有一种特殊的方式,就是通过宗教仪式

[①] 《湘西苗族》编写组. 湘西苗族 [J]. 吉首大学学报,1982 (3): 73.
[②] 田彬,龙炳文. 古老的哲学,辩证的奇葩 [J]. 苗侗文坛,1989 (2): 17.

等活动方式来传承。在宗教信仰方面，部分苗族信仰基督教，大部分苗族同胞还保持着原始的自然崇拜和多种信仰，如禁忌、祈祷、祭祀中的还傩愿，宗教仪式中的礼仪、口诀、咒语、抽签、画符、画水、筮占验等多种形式。这些仪式活动都将古老而神秘的苗族医药融汇于其中。流传苗族民间的画水种类繁多，如苗医正骨法的铁牛水、雷公水，外伤止血止痛的断血水、观音水，烫火伤用的雷山水，异物卡在咽喉里时用的鸬鹚水等[①]。画符也是苗医用防治疾病的方法，有平安符、祛邪符等。苗族民间还傩愿的祭祀活动较为流行，由苗族傩活动演变而来的傩文化中蕴藏了许多与医药有关的文化沉积。如傩祭中的咒语、卜辞、疏表、傩歌、傩戏，傩的多种崇拜，酬神、娱神以及傩辞等。它们各有特色，既是苗族文化的宝贵遗产，又是苗族医药文化承传的特殊方式。如湘西苗族民间卜筮占验抽签中"目疾"项中有词为证："早向神前求保佑，多修功德去目疾。汝来佛前问眼疾，古的作戏是病根。要想眼睛得清亮，还须良医开良言；多上灵山求佛佑，神药两解得安康。"[②] 在念咒画符时，将符水给患者饮之或外喷于患处以疗疾病。苗医师或巫师在施以符水治病的同时，还施以苗药或推拿正骨按摩之术，以提高苗医的医术威望。这些带有神秘色彩的巫医相结合的医治方法，是苗医贯施的心理（精神）治疗与药物治疗的有机结合。

在苗族医药文化的承传过程中，语言承传与宗教仪式活动承传是两种不同的方式，使得苗医从远古走到今天，仍为广大苗族同胞防病治病、保障人民健康起到重大作用。

三、苗族医药文化圈的医药知识基础

如前文所述，苗族三大区域、三大方言所组织的苗族文化，其区间苗族医药也各具区域特色，是构建医药文化圈的医学基础。下面苗族东部、南部

---

① 欧志安. 湘西苗医初考 [J]. 中南民族学院学报（自然科学版），1984（2）：1-34.
② 周明阜，张应和，谢心宁. 湘傩辞汇览 [M]. 香港：香港国际展望出版社，1992：376.

及西部各区域医药文化做一比较,探讨苗族医药三大文化圈的个性及共性,促进中国苗族医药向共性发展,创造独具苗族特色的民族医药文化,为社会主义经济建设服务。

(一)东部苗族医药文化的特色

20世纪80年代初中期,湘西凤凰县苗医欧志安、贵州松桃县唐永江等人,对苗族东部区域进行苗医药调研。欧志安完成了《湘西苗医初考》和《湘西苗药汇编》两部著作。他认为湘西苗医具有四大特色,即命名的民族性、分类的特殊性、加工的简易性、配方的灵活性;苗医具有四大特点,即医巫一家、医药一家、医护一家、医武一家。苗医疾病具有四大门类,即内病门、孺儿门、外病门、妇学门。将疾病按四大门分类,体现出苗医临床简练的分类方法。在辨病立病上,湘西苗医创立了三十六症、七十二症之学说。欧志安还提出了苗族医学的"英养"学说①,在临床上,他认为三十六症是阴症,即内病;七十二症是阳症,即外病。"英养"学说还用于诊断、药物、配方等各方面。

唐永江在《苗医学体系研究》一文中,勾画出了贵州松桃苗医学理论体系脉络②,整理出三十六经、七十二症、四十九翻病、十丹毒、小儿十二胎病、新生儿十二抽病、疗、癀、花、癀、痰、疮各种皮肤病,龟类疾病(体内各种肿块)的临床各类疾病。在苗医的诊断上强调望、听、闻、脉、摸的五法诊断。在治疗上主张两纲、两病,即冷病、热病;坚持冷病热治纲,热病冷治纲。唐永江还提出了千年苗医、万年苗药的苗族医药悠久历史之说。

湘西花垣已故苗医龙玉六口传的崇山苗医主要观点有搜媚若、各薄港搜、玛汝务翠的生成哲学的三大要素,毒、亏、伤、积、菌、虫六种致病原因,十七种病候(疾病分类),十六种治疗方法,四十九种方术等③。

---

① 欧志安. 苗族医学方法初探[J]. 卫生信息与管理,1986:24-33.
② 唐永江. 苗医学体系研究[J]. 中国民族民间医药杂志,1994:10-13.
③ 奇玲,罗达尚. 中国少数民族传统医药大系[M]. 赤峰:内蒙古科学技术出版社,2000:539-569.

有关苗族东部医药文化,笔者曾撰文进行过论述,从不同侧面发表过类似学术论文,基本观点与上述欧志安、唐永江、龙玉六的苗医学术观点大同小异,在此不赘述。

(二)南部苗族医药文化的特色

南部苗族医药文化主要集中在黔东南。陆科闵对黔东南地区苗医药做过深入的调查研究,认为苗族南部医药文化的主要特点有①:

在诊断上对疾病强调两纲(冷经、热经),五经(冷经、热经、半边经、哑经、快经),三十六症,七十二病。遵循先辨冷热,再辨五经中何经、三十六症中何症、七十二症中的何疾的辨证原则。任何疾病都要按五经进行辨病,每个疾病都存在纲、经、症、疾的辩证关系。

在疾病的命名上,采取以客观动物形态与病人临床表现来命名,如乌鸦症、奔肠气等。

在药物命名上,其特点为按植物形态器官,药用功能、气味、色相等命名。

在用药特点上,坚持热病用冷药、冷病用热药。在病因上认为饮食不调、自然环境的影响、意外损伤、劳累过度、房事不节、先天不足等是致病原因。

在诊断上通过眼看口问、耳听的方法来诊断疾病。

在治疗上分为内治方法和外治方法②。

(三)西部苗族医药文化的特色

西部苗族医药文化较为分散,但也有其区域文化的特色。如贵州关岭一带苗医的一个特点就是医药不分家,先学药,再学医、上山采药、下山治病。

在诊断上比较突出的有望气色,望指甲、望指纹、望三关、望形象、望

---

① 陆科闵. 黔东南民族医药初探 [J]. 卫生信息与管理,1986 (4):63-67.
② 陆科闵. 苗族医药理论体系概述 [J]. 中国民族民间医药杂志,2000 (6):319-325.

手相为其特点。

在治疗上注重外治法,主要有推擦、放血、火针、硫黄针、糖药针、拔火罐、挑筋、外敷等苗医外治法。

黔西南苗医在药物分类上,将苗药分为水、土、岩、矿、动等五性,如水文草等水生药物属水性,太阳照、蛇莲、血莲等土生药物属土性,千年健、岩竹等岩上生植物属岩性。以下如此类推。药物的气味分为酸、甜、辣、麻涩、辛、淡七味,其功效各有所异[①]。也有按药物作用分类的,如止痛药、祛风药、除湿药、强壮药、止血药、活经调经药等十三类[②]。

在药物功效上,黔西南紫云一带苗医用谚语形式总结为"爬不得坡,离不开矮陀陀""上不得坎,离不开倒触伞""打得一身垮,离不开四块泥""要得一身松,离不开木通""周身发麻,离不开乱头发"[③]。

在临床应用上,西部苗医注重苗医外治法,如治疗风湿病、惊风、瘫痪等疾病用糖药针疗,疗效显著。镇宁、关岭一带苗医用此法治病疗疾,走遍大半个中国,充分展示西部苗医的临床活力。

四、三大苗族医药文化圈的相互融汇,形成独具特色的中国苗医学

中国三大苗族医药文化圈各有区域特色,也有共同特点和有机联系,共同构建了中国苗医学理论体系框架,形成了独具特色的中国苗医学。20世纪80年代以来,各地苗医研究者从苗族不同区域、不同角度、不同层面对苗医学进行了由浅入深、由易入难、由俗入理的全方位的探讨,基本上凸现了中国苗医学的理论体系脉络和轮廓,使流散各地千百年的苗族医药得以系统的

---

① 冉懋雄,陈德媛,包骏,等. 略论贵州苗族医药的发展历程与理论方药特色 [J]. 中国民族民间医药杂志,2000 (1): 13.
② 杨济中. 关岭民族医药现状简介 [J]. 卫生信息与管理,1986 (4): 72-76.
③ 谭学林. 贵州苗族药开发应用简史 [J]. 中国民族民间医药杂志,2001 (2): 67.

收集整理，完成了从口承到文传的历史过渡，丰富了祖国的传统医药宝库①。

有关苗医学理论著作，近20年来国内问世近十部，如欧志安编著的《湘西苗医初考》《湘西苗药汇编》《苗医疗法》，陆科闵编著的《苗族药物集》，陈德媛等人编著的《苗族医药学》，贵州省民族医药研究与开发领导小组办公室编著的《贵州苗族医药研究与开发》等。还有收入到有关专著中的《苗医药》，如收入《中国传统医药概览》《中国少数民族传统医药大系》《中国少数民族科学技术丛书——医学卷》等民族医药专著中。

这些著作对苗族医药的形成与发展都有深入的论述，各有特点。对苗医学理论体系论述较为系统的首推由陈士奎、蔡景峰等编著的《中国传统医药概览·苗医药》。在该书中，陈德媛等综合苗族三大区域间的医药特点，将其共同特点进行整理，编著了《苗医药》一章，代表了当今中国苗族医学的特色②。该章较为系统地介绍了苗医学的形成与发展、理论与临床、药物与应用等。其主要特点如下：

一是同史同源在不同历史时期形成的苗族医药文化。苗族历史悠久，其祖先从中原走向四方，最后定居在中国大西南崇山峻岭苗家山寨，在千百年的迁徙中生息繁衍，创造文明，创造文化，创造医药，建造美好家园。

二是苗族医学理论体系独特和诊疗方法特殊。其一在病因上认为人与自然、环境、气候关系密切，由风毒、气毒、水毒、寒毒、火毒等毒气致病。其二在疾病的命名上及分类上，分为经类、症类、翻类、胎病、抽病、丹毒、癀类、花类、疔类、疮类、龟类等十一类二百余种疾病。其三在诊断上通过望、听、嗅、闻、摸、弹等方法诊断疾病。苗医在摸脉诊病上有其独到之处，遍诊脉是苗医最常见的脉诊方法。其四在治法治则上，突出苗医两病两纲之要诀，即冷病、热病两大类，采用冷病热治、热病冷治两大治则。治法分两大方法，即内治法和外治法，苗医外治法具有浓郁的民族特色，归纳起来有

---

① 田华咏. 苗族医药研究二十年评述 [J]. 湖北中医杂志，2002：7.
② 陈士奎，蔡景峰. 中国传统医药概览：苗医药 [M]. 北京：中国中医药出版社，1997：542 - 572.

二十余种，如放血疗法、刮治法、气角疗法、滚蛋疗法、佩戴疗法、熏蒸疗法、火针疗法、糖药针疗法、纸煤筒疗法、画水疗法、体育疗法等。

三是苗族药物资源丰富，开发前景广阔。中国苗族主要分布在云贵高原的苗岭山脉、乌蒙山脉、武陵山脉以及大苗山脉等地区。由于苗族居住地区的经纬度、海拔高度、生态环境均适宜药材生长，药材品种多，蕴藏量大，加之苗医有用苗药的习惯，所以苗药极具开发价值和前景。近年来，贵州省将苗药作为当地经济发展的重轴戏列为开发项目，上了一批药厂，开发了多种新苗药上市，取得了可观的经济效益，显示出苗族医药的生机与活力。

通过对我国苗族医药区域文化、承传文化和区间医药特色的研究，彰显出中国苗族医药的强大生命力，苗医学是我国少数民族医药学中的一颗璀璨明珠，是南方地方医学中的一个流派，是祖国传统医药学宝库中的重要组成部分。苗族医药具有厚重的文化背景和广阔的开发前景，有待于进一步研究和开发，造福于社会和人民。

略论中国苗医学特征及其对人类医学的贡献[①]

苗族是跨越国界的世界性民族,其根脉在中国。苗族有悠久的历史和灿烂的民族文化,在历史上灾难深重同时富有创造和牺牲精神,是为中华文明贡献最多的民族之一。苗族为中华文明发明和创造的刑法、武器、宗教、医药和水稻,被史学界称为苗族的五大发明。本篇旨在探讨苗族医药文化的特征和对人类医学的贡献,以继承和创新中国苗医学。

一、中国苗医学主要特征

(一)神药兼容的远古苗医药文化特征

苗族远古医药是在九黎蚩尤、三苗、荆蛮三个不同时期积累起来的早期苗族医药文化,也称为氏族部落医药文化。远古原始苗医药文化是从原始神话、苗族古歌等口碑形式传承下来的。

1. 神农尝百草,识药效,除病痛,始创医学

历史上神农尝百草故事一直流传至今,神农与苗族有着深厚的历史渊源关系。《世说新语》记载:"神农生于黔中。"黔中就是战国时代的黔中郡。据考证,黔中郡故城遗址在现在的湖南湘西沅陵县西20里的太常乡窑头村。黔中郡是苗族的老家,也是神农活动的地域。《帝王世纪》记载神农氏在这块土地上,"始教天下耕神五谷而食之,以省杀生。尝味草木,尝药疗疾,救死

[①] 田华咏、田莼著,2007年发表于《中国民族医药杂志》,有删改。

伤之命"。《医学源流论》记载:"《本草》起于神农,则又在黄帝之前矣。可知医之起,起于药也。"为了证实神农与苗族的关系,可从祭祀中找到佐证:古代人认为民不祭非类,苗族不是祭至高无上的黄帝,而是隆重祭祀神农及其后裔蚩尤。由此可以看出亘古至今神农氏是苗族的医学始祖。

2. 蚩尤传神药,医治百病

蚩尤是苗族人民崇敬的祖先,这是苗族的共识。蚩尤从小聪明伶俐,九岁时离家到黄河岸边的高山峻岭向生翁爷爷拜师学艺。九年后,蚩尤懂得一百二十种礼规,能应变天下事;掌握一百二十种药,成了能治百病、起死回生、返老还童的神医。由于蚩尤懂得一百二十种药,人病了服药能治好,死了服药能复生,老了服药能还童,数十年后,苗寨人发展起来了,就有了蚩尤时代的九黎、八十一寨,蚩尤成了八十一寨的大首领。

3. 祝融传熟食,传按摩强身健体术

相传祝融为神农氏后裔。祝融的父辈为燧人,太上老君教示燧人钻木取火、变生为熟,以除腥臊。后来,太上老君下凡为祝融之师,号广寿子,传给祝融《按摩通精经》九十卷。学成后,祝融又将书中内容传给百姓。从此,苗族先民和百姓掌握了除病强身的按摩医术。

4. 驩兜传丹砂,消除瘟疫

驩兜也是苗族历史上的一位重要人物。驩兜尚赤是指驩兜族人喜朱红,故又叫欢朱国喜用赤土涂脸,以双人舞蹈祭神。朱红,就是用赭土涂牛、涂人,用以消除病疫、瘟疫。赭,即丹砂或朱砂。从驩兜尚赤的史料中考证,有人认为驩兜是最早发现朱砂并首先开采、使用朱砂的人。在苗族民间习惯用丹砂碾末撒于室内外以驱虫杀毒。在墓葬时,在棺内撒些朱砂末以防虫防腐。在贵州黔东南一带,女子还以丹末擦在额头和嘴唇上,以表示吉祥和祭祀祖先。驩兜尚赤为苗族预防医学奠定了基础。

5. 药王风餐露宿寻药找方,才有今日的三千苗药、八百单方

在苗族民间,认为历代苗药和药方都是药王爷爷相传下来的。在湘黔边区的苗族民间流传着一首千古绝唱:"一个药王,身在四方,行走如常,

风餐露宿，寻找药方。"当今传诵的三千苗药、八百单方就是药王传下来的。

远古苗族医药文化是从神农尝百草，辨百药，尽知其平、毒、寒、温之性，臭味所主，尝药疗疾，救死扶伤；到蚩尤传神药，医治百病，起死回生，返老还童成为明晓阴阳的大神医；祝融传熟食，传按摩强身术，再到药王爷爷风餐露宿寻药找方，出现了三千苗药、八百单方的苗话远古医方，其特征为神药兼容的文化形态。远古苗族医药文化从传说、神话到药物的识别，再到临床医药知识的萌芽而形成了早期苗族医药文化现象。

（二）巫医一家的苗医药文化特征

苗医是从神农尝百草、蚩尤传神药这个历史脉络中传衍下来的，这个传承脉络的一个重要环节就是巫文化这座桥梁将巫与医紧密相连，苗医药就是由巫文化孕育传衍出来的特殊医药学。在苗族巫师中，炎帝神农氏之孙灵恝就是一位大巫师。《山海经·大荒西经》这样记载灵恝："炎帝之孙名灵恝，灵恝生互人，是能上下于天。""灵"即巫。在苗巫文化中有一个重要的传人就是楚国伟大诗人屈原。范文澜笔下的楚国是"苗族的楚国"。战国时代能行于人与神之间的巫师盛行于苗族的楚国，楚文化与巫文化是盛开在楚国大地的两朵奇葩，被后世称为楚巫文化。屈原是楚国的大学问家，也是大巫师，相传屈原言已得神俱行，能出阴入阳。屈原晚年漂泊于西楚之地沅湘之间，写下了不朽篇章如《离骚》《九歌》等，可以说《九歌》是沅湘民间少数民族巫觋文化的产物。"巫以歌舞娱神，歌必有辞，因之形成巫觋文化。"[①]《九歌》后来成为巫觋娱神的祭歌。屈原南行至沅湘，始对其发掘、整理和加工，才使这流传沅湘民族地区的祭祀歌传至今日。《离骚》与《九歌》中记录了不少药物，一是用来治病，二是用于祭祀。

---

① 彭秀枢，吴广平.《九歌》是沅湘间少数民族的祭歌［J］.民族文学研究，1986（3）：8.

苗族历史上另一位大巫师就是苗父，范文澜在《中国通史简编》中指出："刘向《说苑》说上古有人名苗父……这个苗父就是黎苗族的巫师（巫医），巫师治病主要靠祈祷禁咒术，但也逐渐用些酒草等药物。"刘镜如在《中医史话》中指出："苗父是远古时代的居民，苗黎族的巫师。"苗族先民既重巫也重医，在当今苗家山寨流传千古的苗族古歌有巫和巫医的内容，真实地反映了苗族医药文化是从巫文化传衍出来的，是具有巫医一家特征的现象。现今在苗族民间流传的画水巫术、放蛊巫术、驱鬼术、过阴（或称望鬼）术、占卜术、裁判神明术、捷乃术等，都是苗医药文化中的巫医遗迹。

（三）以冷、热两因为基础的贵州苗医学理论特征

在苗族历史上，贵州、云南等地苗胞认为过年日不是大年三十，而是在各个期间或不同地域按照各地习俗过苗年。如黔东西一带以十月为岁首，湘西及松桃一带在十月或十一月过年，黔西及云南苗胞以六月为岁首。岁首为每年开头，也指过年。古代苗族按照当地气象，认为一年只有冷季和热季两个季节，两个季节交替在农历十月，此时既是热季的结束，又是冷季的开始，同时也是旧年的结束，新年的开始。贵州黔东南还有过苗历新年的习俗。根据苗家气象气候习俗，将气象学应用于苗医学，贵州苗医学的基础理论两纲、两经、两病、药物的两性、苗物组方的两大原则等，就是出于一年两季这个气象学说。

两病，指冷病和热病。两经，即冷经和热经。两纲，指疾病治疗原则，即冷病热治，以冷治热；热病冷治，以热治冷。苗药的两性，即冷性药和热性药。根据药性的性味，将甜、麻、香、辣的苗药，分属为热药；凡味酸、苦、涩的苗药，分属为冷药。药物组方的两大原则为母药（主药）与子药（辅药或副药）。

根据苗家气候和气象习俗而创立的苗医学基本理论，是苗族人民在长期的医疗实践活动中总结出来的，独具苗族医药文化的特色。

（四）三生万物哲学思想指导下的湘西花垣苗医学基本理论

由湘西花垣县已故苗医龙玉六口传的苗族古老话，将插媚若（能量）、各薄港搜（物质）和玛汝务翠（结构）三种事物生成要素用于苗医学，用一分为三的观点解释人的生命现象、疾病发生与转归的规律等苗医学基本理论，丰富和发展了中国苗医学。花垣苗医一分为三的生存哲学，体现了三生万物这个中华传统文化的精髓哲理。

二、中国苗医学对人类医学的贡献

（一）对人类药物学的贡献

从远古苗族医药的神农尝百草、识药效、除病痛，蚩尤传神药、医治百病，到一个药王、身在四方、行走如常、风餐露宿、寻找药方，形成了三千苗药八百单方、千年苗医万年苗药的苗族药物学历史，苗医学的历史过程，比中药或其他传统药物学的历史长得多。这就是没有文字记载的千百年来口传至今的苗族药物发展史，苗医学对人类医学最为重要的贡献就在这个闪光点上。

（二）对传统外治疗法的贡献

苗医的传统外治疗法可追溯到远古的祝融时代。其一，相传祝融将上天广寿子传授给他的《按摩通精经》中的按摩方技传给百姓，百姓用按摩术来健体强身和医治疾病。其二是屈原在沅湘民间收集的药浴法。屈原在流放沅湘时在著名篇章《离骚》中记录了用药物汤沐浴的方法"浴兰汤兮沐芳"。兰，秋兰，现在称泽兰，用泽兰煎汤沐浴，即浴疗，用以治疗疾病，这是我国传统药浴疗法最早的记载。

（三）对医学理论的贡献

苗医学理论与传统中医理论由于文化背景的差异，其理论基础是遵循自身的文化而发展起来的。苗族人民居住在南方的崇山峻岭，根据季节的变化和生产生活的需要，结合气象的特点，将一年分为冷季和热季。苗医将疾病发生的原因、治疗与转归，遵循气象学的特点诊治疾病，对药物按两因进行分类，等等，从而苗医学理论有两纲、两经、两病、药物的两性等。由两因构建的苗医学理论，是独具人文特色和气象特色的医学理论。

在医学哲学层面上，苗医学用一分为三的哲理指导医学实践，是对人类医学哲学史的又一新的认识。苗医学将人体、疾病、药物有机地联系起来，用物质、能量、结构来认识人体，认识疾病，丰富了祖国传统医学理论。

（四）对预防医学的贡献

苗族的预防医学始于驩兜。传说驩兜尚赤，这是驩兜时代用朱砂消除瘟疫、防治疾病的真实记载。驩兜族人在舞蹈祭神中喜用赤土涂脸，在生活中将朱砂碾末撒室内外以驱虫杀毒。在黔东南一带，女子喜用朱砂抹擦在额头和嘴唇上，以表示吉祥和祭祀祖先。

驩兜尚赤在苗族预防医学史上写书了最先的一笔，也为人类预防医学做出了贡献。

盘瓠文化发祥地

——盘瓠石室考

有关盘瓠石室的传说在苗族民间流传久远,其史料始见于东汉应劭的《风俗通义》,以及东晋干宝的《搜神记》、南北朝范晔的《后汉书·南蛮西南夷列传》、北魏郦道元的《水经注》、藏励和的《中国古今地名大辞典》等著作。千百年来,盘瓠石室作为盘瓠文化发祥地,后人一直在探寻。由于民族的矛盾和战争的原因,苗族先祖多次因战败而迁徙,而忘却了先祖的美好家园——盘瓠石室。盘瓠石室今在何方?为解盘瓠石室与盘瓠文化之谜,国内有关专家、学者做过历史考证或现场考察[①]。笔者也先后三次对盘瓠石室所在地,即凤凰县三拱桥乡麻冲村及邻村吉首市社塘坡乡关侯村进行实地考察,着重从盘瓠石室的历史背景及地理方位进行探讨,以确定其地理方位[②]。

一、盘瓠石室的历史背景

历史上苗族、瑶族、畲族都有犬图腾崇拜的传统,犬图腾是苗族先民母系氏族制度时代崇拜的氏族标志。从东汉末年到南北朝,有关盘瓠与石室的神话传说,有多处记载。有学者认为,苗民族是盘瓠之裔,首载于东汉应劭所著《风俗通义》。东晋史学家干宝编辑的神怪灵异故事专集《搜神记》收

---

① 田华咏. 凤凰麻冲村"盘瓠石室"地 [N]. 团结报,1999-10-03.
② 扶永发. 探寻盘瓠石室 [N]. 中国测绘报,2002-03-10.

载了有关盘瓠与石室的故事，南北朝范晔所著《后汉书·南蛮西南夷列传》中也记载了盘瓠与石室。

《后汉书·南蛮西南夷列传》记载："昔高辛氏有犬戎之寇，帝患其侵暴，而征伐不克。乃访募天下，有能得犬戎之将吴将军头者，赐黄金千镒，邑万家，又妻以少女。时帝有畜狗，其毛五采，名曰盘瓠。下令之后，盘瓠遂衔人头造阙下，群臣怪而诊之，乃吴将军首也。帝大喜，而计盘瓠不可妻之以女，又无封爵之道，议欲有报而未知所宜。女闻之，以为帝皇下令，不可违信，因请行。帝不得已，乃以女配盘瓠。盘瓠得女，负而走入南山，止石室中，所处险绝，人迹不至。于是女解去衣裳，以仆鉴之结，着独力之衣，帝悲思之，遣使寻求，辄遇风雨震晦，使者不得进。经三年，生子一十二人，六男六女。盘瓠死后，因自相夫妻。织绩木皮，染以草实，好五色衣服。制裁皆有尾形。其母后归，以状白帝，于是使迎致诸子，衣裳斑兰，语言侏离，好入山壑，不乐平旷。帝顺其意，赐以名山广泽。其后滋蔓，号曰蛮夷。外痴内黠，安土重旧。以先父有功，母帝之女，田作贾贩，无关梁符传、租税之赋。有邑君长，皆赐印绶，冠用獭皮。名渠帅曰精夫，相呼为姎徒。今长沙武陵蛮是也。"范晔记述的盘瓠神话中描述了盘瓠平暴，帝皇之女配盘瓠及繁衍后代、定居石室家园等故事。

有关盘瓠石室的地理方位，《水经注》指出盘瓠石室的大概位置，云"武陵有五溪，谓雄溪、满溪、无溪、酉溪、辰溪"之一。夹溪悉是蛮左所居，故谓此蛮为五溪蛮。水又经沅陵县西，武溪源于武山，与酉阳分山，水源石上有盘瓠迹犹存。黄闵《武陵记》曰"山高可万仞"，山半有盘瓠石室，可容数万人，中有石床，为盘瓠行迹。以上有关盘瓠石室的史料记载，是盘瓠石室存在的重要历史背景，为后人研究探讨盘瓠苗文化提供了口承与文传史料。

二、盘瓠石室的地理定位

关于盘瓠石室的地理方位确定，应在历史唯物观的前提下，只有承认盘瓠石室的存在，才能确定其地理位置。对其地形特征、地名沿革、当地民族遗俗、遗址进行多层次、全方位的考察，找到科学依据。《水经注》中有关于盘瓠石室及沅水的描述，认为盘瓠石室位于沅水支流武溪（又名武水）发源地的武山中。由此可见，武山应为盘瓠石室母山，为后人确定盘瓠石室的提供了重要线索。找到了武山，就能清晰窥见盘瓠石室的位置。南宋祝穆编著的《方舆胜览》一书中，在武山条下记载："（武山）在卢溪县西百八十里。"关于卢溪县，清顺治六年（1649年）改为泸溪县，今属湖南省湘西土家族苗族自治州泸溪县，县城迁至白沙镇。武山"在卢溪县西百八十里"，即距离县城武溪镇西约180里[1]。按泸溪县版图，沿武水向西逆行至潭溪镇约80里外就是吉首市所辖地，泸溪县（指泸溪县原县城所在地武溪镇，即武水注入沅江口）至吉首市约140里，武山离泸溪约180里，应不在泸溪县境内。据臧励和等编著、1931年出版的《中国古今地名大辞典》在武山条目中说："武山……在湖南乾城县西三十余里。"条目中注释为："今辰州泸溪县西有武山，山半有盘瓠石室，中有石床、盘瓠行迹。"关于乾城，乾城在秦朝时属黔中郡；1914年改名为乾城县，县城设在乾州；1953年改名为吉首县，县城迁至所里，即今吉首市区。吉首是苗语地名，"吉"为苗语地名专用词，意为地方；"首"指苗族同胞繁衍生息之地。1982年，吉首撤县置市，为湘西土家族苗族自治州所辖，吉首市为湘西自治州首府。据吉首市最新城区规划，吉首市府机关又迁至乾州新区，即老乾城县北约4里处。

关于武山的位置，根据"在湖南乾城县西三十余里"的记载，并结合当地苗区有关盘瓠洞、盘瓠庙的传说和遗迹，武山的盘瓠石室应在吉首市社塘坡乡关侯村与凤凰县三拱桥乡麻冲村交界之区。因为一是顺乾城往西方向逆水而上至社塘坡乡黄石洞库区边的关侯村约30里，乾州距凤凰县三拱桥乡麻冲村约34里，两处均为史料上记载的"武山""在乾城县西三十余里"之处。"武山""在卢溪县西百八十里"之说，泸溪县距乾州近约160里，乾州至麻冲、

---

[1] 1里=500米=0.5公里。

乾州至社塘坡黄石洞各约20里，与"百八十里"的距离基本相符。二是武山当地苗民有关于盘瓠的传说。凤凰县三拱桥乡麻冲村在历史上就有辛女洞（盘瓠洞）的传说。在吉首市社塘坡乡坪珑寨对面的观音山，以前还有一栋宏大的盘瓠庙，庙中有辛女和盘瓠的神像[①]。《乾州厅志·艺文志》记载，这些在清乾嘉苗民起义时被毁。

关于武水的源流，《水经注》云："沅水又东经辰阳县南，东合辰水……（沅）水又经沅陵县西，有武溪（今有武水），源出武山，与酉阳分山，水源石上有盘瓠，迹犹存矣。"武水（即武溪），今泸溪县境内，至西向东流入泸溪县武溪镇与沅江汇合。武水上游在吉首市河溪镇境内为峒河，又汇入由凤凰县境内流入的沱江和万溶江，由吉首市东北方向注入司马河。武水主流峒河，由花垣县雅酉乡夯社和凤凰县两林乡禾当村，向东北方向经凤凰县柳薄乡流入花垣县补抽乡、大龙洞乡，名为牛角河及高岩河，经大龙洞流入吉首市境内的矮寨镇，称峒河。沱江发源于凤凰县西部的麻冲乡的乌巢河及落朝井乡的龙潭河，由西向东经泸溪流入吉首市，在河溪镇注入峒河。万溶江的主流源于凤凰县腊尔山镇八公山麓，向东北方向流。支流大田河发源于禾库镇的小雀儿寨，经大田乡、三拱桥乡向东北方向流，其中从三拱桥乡麻冲村发源的泡水河在拉务村与大田河汇合，共同流入竿子坪镇交界区的万溶江。另一支发源于吉首市社塘坡乡的齐心村和黄土同村流出的河，向东流经凤凰县的竿子坪镇湾溪村汇入万溶江。该支流由社塘坡发源的万溶江支流南源，有条小支流就是从关侯村发源的。万溶江中源即大田河的支流泡水的一支，发源于三拱桥麻冲村的刺岩寨，盘瓠石室就在刺岩河的南岸山壁上。通过武水源流的考证，武水源出武山应该毫无疑问。历史上的武山应相当于现今的凤凰县西北、花垣县南部、吉首市西南的苗民居住的苗山，也是武水上游峒河、万溶江的源头之山。但现今，当地只有高武山，在凤凰县的西北部柳薄乡与米良乡交界处，山高1022米。高武山是否是历史上的武山，尚有待考

---

① 吴家清. 吴八月故乡藏"闺秀"[N]. 团结报，2002-02-16.

证。在确定武山的地理方位及武水源流后，盘瓠石室的位置就清晰可见了，即在吉首市社塘坡乡关侯村与凤凰县三拱桥乡麻冲村西北交界处剌岩寨附近的高山悬崖陡壁处一石洞内。石室洞高约 15 米、宽约 9 米、长约 45 米，洞顶和洞壁上悬挂着许多大小不等的钟乳石和石幔。洞门面向东北，洞外奇山秀水，风光如画，有古苗民抗击外来侵略的战场遗址，有古朴纯真的苗族风情，是重要的盘瓠文化发祥地，是苗族先祖理想中的家园。盘瓠石室是苗族历史上的一种文化现象，盘瓠文化在苗文化历史上占有重要地位，由口承或文传形式世代流传，为苗族辉煌的历史谱写了灿烂的篇章。

三苗活动地域考辨[①]

三苗是指生活在我国古代炎黄时期到战国时期的苗族先民三苗氏族部落集团,三苗集团是我国古代历史舞台上异常活跃的氏族群体。苗族是我国一个古老而又具有优秀传统的民族,也是一个世界性的民族。曾经是中华文明奠基部落群体之一。早在炎帝、黄帝时期,其先民蚩尤、九黎部落为开发黄河流域及大江南北,就同当时的炎帝部落、黄帝部落而逐鹿中原,其结果是蚩尤部落集团战胜炎帝集团,后又被黄帝部落战败,之后流徙异地定居,形成后来的三苗或三苗国。苗族蚩尤、九黎部落,三苗或三苗国氏族集团,距今有四五千年的历史。有关三苗或三苗国的早期活动疆域,从战争迁徙到后来的定居地,历史上有不少论述。笔者对史学上的三苗、三苗国活动疆域,历代迁徙路线及最后定居地,通过复习古今有关史料,结合现代地理学、地图学知识,对古今三苗地及三苗国活动疆域进行粗浅探讨。

一、历史上的三苗及三苗国

关于三苗及三苗国,伍新福在《中国苗族通史》中指出:"大约与尧、舜、禹三代同时,即距今四五千年左右,我国历史舞台上出现了一个新的民族集团,即三苗和三苗国。"[②] 有关三苗及三苗国的记述,从春秋到秦汉的典

[①] 田华咏 2002 年在湖南省民族医药学术交流会上发言。
[②] 伍新福. 中国苗族通史 [M]. 贵阳:贵州民族出版社,1999:25 - 27.

籍中多有记载。扶永发认为，三苗及三苗国的史料记载，最早出于大禹末年①。其理由为，历史称为先秦时代百科全书的《山海经·海外南经》记载："三苗国在赤水东，其为人相随。一曰三毛国。"三苗国（或三毛国）应当是名叫三苗的人建立的国家。也有学者认为："三苗是经九黎之后，由战败向南逃匿的一部分苗民建立起来的一个强大的部落联盟。三苗亦称有苗，又称苗民。"② 上百种文献记载了三苗，有史籍称三苗为国名，或称三苗之民、三苗之国、三苗之君、三苗诸侯之君，或记载"驩兜……生三苗氏""三苗皆国名""三苗本有苗氏之族"等。从众多史料来看，三苗在我国历史上存在的时间较长。其发展沿着氏族、部落到后来的部落联盟（也有资料说三苗曾加入华夏联盟）之路行进。有学者认为："三苗和三苗国，就是以蚩尤为首的九黎部落集团，在同炎帝、黄帝部落集团争逐失败后向南退却的成员，在不同的时间和不同地域所形成的一个新的部落联盟。"③

二、三苗部落集团的活动地域考辨

有关三苗部落集团分布与活动地域，《山海经》中有"三苗国在赤水东""西北海外黑水之北有人……名曰苗民""欢头生苗民"等描述。《韩非子》记载："三苗之君不服者，衡山在南，岷江在北，左洞庭之波，右彭蠡之水。"《史记·五帝本纪》记载："三苗在江淮荆州数为乱。"《史记正义》记载："今江州、鄂州、岳州三苗之地也。"《尚书地理今释》记载："三苗今湖广武昌岳州二府，江西九江府也。"《通典·州郡十三》记载："潭州左三苗之地。""岳州在苍梧之野，亦三苗国之地"。《太平寰宇记》记载："潭州（长沙郡）禹贡荆州之域，三苗。""岳州、南邻苍梧之野，古三苗国也"。《地道经》记载："陇西郡首阳于三危，三苗所处。"

综合史料，古代的三苗集团活动地域大约有三大地域。一是处于中原一

---

① 扶永发. 神州的新发现：《山海经》地理 [M]. 昆明：云南人民出版社，1998：1.
② 石朝江. 中国苗学 [M]. 贵阳：贵州大学出版社，2009：28.
③ 伍新福. 中国苗族通史 [M]. 贵阳：贵州民族出版社，1999：25-27.

带的三苗及三苗国。当时的三苗国大致处于江汉、江淮流域和长江中下游南北、洞庭彭蠡之间这一辽阔的疆域内,即现今皖西、豫南及湘、鄂、赣三省沿长江流域一带。二是《山海经》中记载的赤水东、黑水北的三苗活动地域。三是《尚书》记载的"窜三苗于三危"之地,《地道经》记载"陇西郡首阳于三危,三苗所处"的活动地域。以下详细介绍。

一是三苗最早最大的活动地域——长江中游流域一带。这一地域是在尧、舜、禹时期,九黎部落又发展起来了,形成了新的部落联盟——三苗,聚居在洞庭、鄱阳诸湖和汶山、衡山等地,与尧、舜、禹为首的部落联盟进行长期的抗争。经过禹的征伐,三苗集团的努力被彻底削弱,部落联盟被分化瓦解,大部分族人离开江淮和洞庭、彭蠡之间的平原地带,避入山林沼泽,开始向西北和西南山区迁徙[①]。商、周时期,三苗联盟分裂,仍在长江中游一带活动的这一部分,后来被称为南蛮或荆蛮。春秋战争时期,三苗集团部分融入楚国,成为楚国的主体居民之一,其活动区域应在楚国的版图之内。这一活动地域与九黎、三苗、南蛮、荆蛮之间有着渊源关系,是古代苗族先民早期繁衍生息、征战活动的家园,或者说是三苗国的疆土。

二是三苗的另一活动地域——三危。三危是三苗后期的部分部落成员迁去的后裔居住地,在史学上称为三苗的西裔。三危是苗族先民最先由东向西迁徙的重要地域,位于现代西北甘陕一带。《郡国志》陇西郡首阳县注记载:"有三危山,三苗的所处。"首阳县,今甘肃省定西市渭源县。西北有关三危地名,在史料上还有甘肃敦煌的三危山、新疆哈密三危山以及四川汉州的三危山。这些地方有三危山的记载,但无三苗居住的记载。三危是地名还是苗族战争迁徙、逃匿的崇山峻岭,历史上许多学者提出了质疑,发出了"三危安在"的呼声,如屈原在《楚辞·天问》中留下了"三危安在"的语句[②]。马少侨认为:"三苗与华夏的战争,绵延于尧、舜、禹三个时代,在历史上称

---

① 贵州省地方志编纂委员会. 贵州省志:民族志[M]. 贵阳:贵州民族出版社,2002:14.
② 马少侨. "窜三苗于三危"新释[J]. 中央民族学院学报,1981(2):90-93.

为'窜三苗于三危'。所谓'窜三苗于三危',并不是把三苗窜放到三危去,而是三苗在强敌的追击下逃窜于崇山峻岭之间的求生存。"据马少侨考证,在三苗历史上,"放驩兜于崇山"与"窜三苗于三危",其实崇山即高山,三危即群山,均指三苗部落向南方山地逃窜。崇山与三危并非山名①。马少侨的考证也印证了当代苗族的生活地域。从春秋战国的南蛮、荆蛮、武陵蛮等夷蛮一直生活在南方的崇山峻岭的群山之中,他们是苗族不同时期的先民。而三危之地的三苗西裔从春秋战国之后,在史籍上很少有记载。两千多年后的今天,现西北陕甘一带,或者说甘肃的渭源、敦煌一带几乎没有苗族同胞。在历史上苗族迁徙地的三危这么一个重要史学地,现今没有苗族聚居,而是零星散住在西北,可见马少侨的考证是符合历史事实的。据全国2000年人口普查资料显示,苗族主要居住在贵州、湖南、云南,而甘肃、陕西、新疆等省的苗族人数都在千人左右。据此,西北三危是否为三苗的迁徙之地,有待进一步考证。

三是"三苗国在赤水东"的活动地域——今云南横断山脉一带。《山海经·海外南经》记载,"三株树在厌火北、生赤水上……""三苗国在赤水东"。关于《山海经》,扶永发通过多年的文献及野外实地考察,获得重要收获,并探知了前人许多未知之密,解开了许多悬念。他运用现代地理学、地图学知识而有新的见解,认为《山海经》记述的是我国远古时代的云南西部东经101°以西、北纬23°以北纵谷地区的地理;书中的古昆仑山就在今日云南纳溪河—达旦河和毗雄河—苴力河以西、云县县城以北、高黎贡山以东、金沙江以南的横断山脉地区②。扶永发笔下的《山海经》地理位置既然在云南横断山脉地区,那么《山海经》中的山、水、洋等地理位置就位于当今的云南滇西临沧地区及其毗邻地带。《山海经》经文所说的赤水,亦

---

① 马少侨.试论尧舜禹对三苗集团的战争[C]//苗族历史讨论会论文集.1983:300-303.

② 扶永发.神州的新发现:《山海经》地理[M].昆明:云南人民出版社,1998:50-361.

指以今顺濞河为源的漾濞江。三苗国国邑故地当在今昌宁县东北界珠街乡驻地珠街之东南的黑马行政村所属的上元村处，该地位于古赤水之东，由此可证，以今顺濞河为源的漾濞江确为古之赤水。扶永发认为：商朝初年之前的中国位于今日云南省西部的横断山脉地。《山海经》作于大禹末年，它的地理合于今日滇西的地理实际。滇西是周朝初年的成汤之世，国人便由今日的滇西向四面八方作大迁徙，其行政中心由滇西转到黄河中下游地区。赤水东的三苗，由今云南的昌宁县（保山地区所属）的原居地（今上元村处）向东边迁徙到古崇山（今湖南石门县境内的浮丘山）为中心的地带。今云南昌宁县的上元村，是三苗的原始发祥地，而今湖南石门县的以浮丘山为中心的地区，则是商朝初年之后三苗的第二故乡，其后三苗人便开始了向四处迁徙。

　　三苗或三苗国，自蚩尤、九黎部落被黄帝部落战败之后，逐渐形成新的民族部落集团，即三苗或三苗国。从炎黄时期到战国时期的二三千年时间里，三苗集团从他们最初的家园即长江中游流域向南迁徙逃匿，远走他乡，重建家园。其行进路线是朝西南方向，其部落集团的主要部分在云贵高原东端的武陵山区及大苗山定居，数千年来苗族同胞在这荒芜夷蛮之地繁衍生息。武陵山区及大苗山的三苗后裔，是当今苗语东部方言和南部方言的苗族居住地。另一部分三苗后裔生活在云贵高原的横断山脉，即《山海经》中记载的赤水东的三苗国。在横断山脉世居的三苗及三苗国，是否因涿鹿战败而南迁，或为世代土著氏族部落；现今居住在云南的百余万苗族人民，他们的先祖来自何方，尚需进一步考证。三苗后裔在三危之地世居多久，或没有北迁到西北陕甘一带，尚需史料佐证。即使北迁三危的三苗，为什么没有在此繁衍生息，当时生活在三危的三苗或三苗国，现今的甘肃渭源、敦煌等地，为什么没有苗族同胞聚居，是什么原因改变了生活在三危的三苗生活环境，这谜一般的答案，在何处寻找？也许是历史留给后人的悬念吧！

让苗家药方走进千家万户

——《苗家实用药方》序

千年苗医、万年苗药是对我国历史悠久的古老苗族医药文化的精辟概述。苗家村村有苗医，苗山处处有苗药，苗医人人有药方，这是对湘西苗族医药的真实写照。由滕建甲、黄爱辉编著的《苗家实用药方》再现了苗药三千、单方八百的历史画卷。

《苗家实用药方》是滕建甲先生继《苗家养生秘录》问世后，又一部带着苗山泥土芳香，从草根文化走进医学殿堂的苗医药方专著。滕建甲先生是苗医后代，其曾祖父从小习武，精通苗家武功，集武术与医术于一家，成为清代武状元，祖母、父亲都是当地名老苗医。他从小就受到苗族医药文化的影响，与苗族医药结下不解之缘，从青年时代的乡村赤脚医生，成为当今的湖南省农村名中医。在四十多年的医疗实践活动中，他秉承祖训，应用苗医遣方治病，积累了丰富的临床经验。在医疗活动之余，他还悉心收集流散苗族民间的单方、验方，这本药方集就是他几十年心血的回报和对民族医药事业的贡献。

"古人治病，药有君臣，方有奇偶，剂有大小，此汤头所由来也。"[②] 苗家医方也是很讲究的，虽然简要，但用药灵活，一般为一方一病、一药一方、对症下药，有以单方验方治病为主，或一病多方、多药组方的特点。苗医所

---

① 2006年3月18日，田华咏为苗医滕建甲著作《苗家实用药方》撰写的序言。
② 汪昂. 汤头歌诀 [M]. 北京：中国医药科技出版社，2016：1-20.

用苗药多为自采、自制、自用，以鲜药为主。苗医在组方上有主次之分，母药（主药）相当于中医方剂的君药，其他为副药，或称为辅助药物，有时在配方中加引子药，也称引药。苗医药方由主药、副药、引药组成，是苗医在实践中总结出来的科学经验。

苗家药方历史久远，可追溯到远古时期，从神农尝百草、辨百药，尽知其平、毒、寒、温之性，臭味所主，尝药疗疾，救死扶伤；到蚩尤传神药、医治百病、起死回生、返老还童、明晓阴阳，成为神医；到祝融传熟食，传按摩健身术；再到苗家药王爷爷风餐露宿寻找药方的苗家千古传说，印证了一条苗医从远古原始医药文化传衍下来的医药发展脉络，苗家药方由祖先创立而世代相传。苗家药方是从传说、神话到药物的识别、临床应用之路一步一步走到今天的。它经历了以神为象征的苗族原始医药文化形态，即以神为主、神药两解的文化形态，以沟通鬼神的巫教为象征的巫医结合的巫医文化形态，和以医药治病为象征的苗医文化形态。苗家药方的形成与发展，经历了几千年的历程，从神话传说、世代口耳相传，到药方结集出版，完成了苗家药方从口碑到文传的历史跨越，这是苗医发展的历史必然。

《苗家实用药方》的出版发行，成就了苗家药方走千家、进万户，让世人更多地认识苗医，学习苗医，应用苗医药方，在应用中获益。

在祝贺《苗家实用药方》付梓时，吾在先读为快之际，领悟苗族医药文明历史和自然神韵之魅力，以学习心得荐贤之。是为序。

走向 21 世纪的苗族医药文化研究[①]

——写在《苗家养生秘录》付梓之际

滕建甲、滕敏、陈亮编著的《苗家养生秘录》即将付梓面世,是一件令人高兴之事。滕建甲先生是一位生在湘西大苗山、长在大苗山的苗族中医。他从医 40 载,从乡村医生成为"湖南省农村名中医",现任湖南省怀化市麻阳苗族自治县中医院副院长、中医内科副主任医师。多年来,他还孜孜不倦研讨苗族医药,学习和临床应用老祖宗留下的苗族医药。滕先生编著的《苗家养生秘录》,就是将流传苗家千百年、秘而不宣的苗家养生之道进行收集整理,精心编纂而公之于世,让世人知晓在湘西深山的苗寨里还有如此神秘的苗族养生秘诀。这是滕先生几十年如一日继承苗族医药学术,传播苗族医药文化所取得的成果。

苗族以其悠久悲壮历史、丰厚文化沉积、苦难深重历程而著称于世。苗族先民在漫长的生产生活实践中积累了丰富的防病治病经验和养生保健习俗,形成了独具特色的苗家养生文化。苗家保健养生有养德、养心、养身、疗养(食疗、药疗)四个学术支柱,共同组成苗家养生文化。苗家养德,也称积德,培养良好的思想道德和健康的心理,用养心来指导养生是苗家养生秘诀之一。清代医家华岫云曰:"古人有三不朽之事,为立德、立动、立言也。"这里虽然讲的是医生之德,其道理应是相通的。不管是庶民还是圣人,都要

[①] 2005 年 2 月 22 日,田华咏为滕建甲、滕敏和陈亮著作《苗家养生秘录》撰写的心得。

有良好的心理与德理，才能实现人生的美好愿望——健康长寿。唐代大医学家孙思邈曰："夫为医者，当须先洞晓病源，知其所犯，以食治之，食疗不愈，然后命药。"苗家养生文化十分讲究医食同源、食药同源，在生活中将食疗、药疗有机结合，达到养生目的。苗族武术是苗家养身健体延寿之道的重要形式。古文献将苗族武功称为苗技，是苗家健体与防身的民族传家法宝。《苗家养生秘录》从苗家养生传统理念、苗家养生习俗、防病治病、养生保健措施，从理论到实践都做了系统的阐述，是苗家养生文化的全面总结，是我国第一部有关苗家养生保健的专著，也是苗族医药养生文化研究的优秀成果，丰富了祖国传统医学长寿学科的内容。

苗族作为世界性民族，屹立于世界民族之林。中国苗族主要居住在西南及中南地区，从洞庭之西到黔、滇、川之边，从长江三峡到海南岛这片神奇的土地上，是900多万苗族同胞繁衍生息之地，世代在这里共建美好家园。苗族医药以历史悠久、资源丰富、特色鲜明、疗效显著而著称于世。由于中国苗族在历史上的多次大迁徙、游动性定居，形成苗族大居住、小分散的特点。国内目前将中国苗族以苗语分成三大居住地带，一是以苗语东部方言湘西为中心的中国东部苗族地带，二是以苗族南部方言贵州黔东南为中心的中国南部苗族地带，三是以苗族西部方言黔、滇、川三省边区的中国西部苗族地带。三大苗族地带由于受地理、多元文化等因素的影响，其民族文化也有差异。笔者根据苗族医药文化背景，将中国苗医分为三大文化圈，即苗族东部医药文化圈、苗族南部医药文化圈、苗族西部医药文化圈。中国苗族医药三大文化圈共性突出、个性特殊，由三大文化圈共同构建中国苗医学。

《苗家养生秘录》主要收录了中国苗族东部医药文化圈内的苗族养生保健理论与方技。中国苗族东部医药文化圈主要指湖南大湘西一带，包括湘西土家族苗族自治州、张家界市、怀化市所属的苗族地区。中国东部苗家在历史上有养生习俗，有许多行之有效的养生术和长生术，正是这些养生方技成就了东部苗家有健康长寿愿望又有养生之道的苗胞成为长寿者。在被誉为"天下凤凰"的湘西凤凰县苗家山寨的长寿者中不乏百岁寿星，他们当中有百岁苗医吴玉堂、石金满夫妻（两年前病故），百岁苗医接生婆龙福女，有被评为"湖南十大寿星"的百岁苗族老人吴小妹，还有一生不知西药滋味的百岁苗族老人吴妹七等。苗家的长寿者特别是百岁老人，他们的一生与劳动相伴，心宽气畅，顺应自然，起居有常，生活简朴，促成了苗家的健康长寿。《苗家养生秘录》的出版，是苗族医学文化走向21世纪，对苗族医药学和我国民族卫生事业的发展必将产生深远影响。苗家养生文化对有志于健康长寿者，会从中获得裨益。养生长寿将是21世纪健康的主题，养生文化对人类健康将会做出更大的贡献。

依嘱，将《苗家养生秘录》学习心得作为荐贤之文，祝建甲先生新著面世。

草根文化演奏的苗族原生态医药交响曲[①]

——《苗家整病技法》序

我推崇滕建甲先生,并非因为他是"湖南省农村名中医"身份,而是因为他是由湘西大苗山的赤脚医生成长起来的苗医药专家。40多年来,他致力于苗医药的临床,在医疗实践中积累了丰富的临床经验。还在工作之余,深入苗家收集整理原汁原味的草根医药文化,先后编著出版了《苗家养身秘录》《苗家实用药方》两部苗医药学术专著。由于他在苗族医药学术上的成就,他被选为中国民族医药学会第二届理事会理事、中国民族医药学会苗族医药专家委员会委员。

2010年11月12日,在怀化开往北京西的列车上,我们又相逢了。我们都是去北京参加中国民族医药学会第二次全国会员代表大会。在列车上,滕建甲先生送给我他刚刚研究完成的新著《苗家整病方技》一书的打印稿本,使我有幸成为第一位读者。翻开书稿,展现在我面前的是苗族江嘎(苗语,医生)整病方法与技法的鸿篇。在湘西苗家,江嘎为病人治病,称为整病。苗医整病内容丰富,包括整病理论、方法与技术,独具苗族医学特色,是苗族医药学的重要组成部分。苗族整理方技大致分为内治法、外治法及奇治法三大类。滕建甲先生在《苗家整病方技》一书中详细地介绍了苗家整病的传统理念、苗家整病的传统习俗、苗家传统的病因识知方法、苗家传统的疾病命名方法、苗家整病的传统措施与方法、苗家整理的药物剂型及使用方法、

---

① 2011年1月1日,田华咏为苗医滕建甲著作《苗家整病技法》撰写的序言。

苗家常用内服药的使用方法、苗家内治疗法及内治方法、苗家外治措施与方法、苗家特殊的整病措施与方法、苗家整病神解法、苗家熬病方法等苗医药整病理论、方法和技术。

　　滕建甲先生点点滴滴地收集苗医整病实践经验和医技医术，系统地整理苗家整病的理论与方法，将流传苗乡千百年的整病经验，总结成为我国第一部以整病为专题的苗医专著。联想到他以前编著出版的《苗家养身秘录》《苗家实用药方》，加之即将付梓的《苗家整病方技》，可谓集苗家养生、方药与整病于一体的苗医三部曲。这三部曲来自苗族民间，来自江嘎的临床实践经验，是地地道道的苗族草根医药文化，具有原生态的特质。也是活跃在苗族民间的江嘎们，用草根演奏的一曲苗族医药文化的交响曲，它的旋律将会回荡在国人心中，或许飘出国门，成为一曲无国界的苗族音符。

苗族药文化的凝练与回归[①]

——《苗家采药习俗与方法》序

世界上有两个苦难深重的民族，一个是犹太民族，一个是苗族，而且都是跨界民族。五千多年前，九黎首领蚩尤战败，失去家园，长期迁徙流动，从中原到西南，或漂泊海外。在几千年苦难深重的生活环境中积累了丰富的防病治病经验，蚩尤是苗家传统中的神医。传说他是掌握一百二十种苗药，医治百病，起死回生，返老还童的神医。蚩尤传神药、治百病的传说，早于岐黄论医典故，印证了中国苗医药千年苗医、万年苗药悠久的历史，称苗医是祖国传统医药大家庭中的兄长，谓之不过也！

生活在湘西崇山峻岭中的苗家，不论男女老幼都认识几种当地苗药，或用苗药治疗一二种病症，这些都源于家传或民间流传。湖南省麻阳苗族自治县中医院滕建甲主任医师新著《苗家采药习俗与方法》，就是真实记录湘西苗家识药、用药采药习俗、苗药典故与传说、采药方法、苗药加工炮制、采药禁忌等苗药采集与应用的一部好书。滕建甲先生出身苗医世家，从小跟父亲学苗医，上山采苗药，悬壶苗乡四十余年，用苗医药防病治病效果显著，他是神奇的苗医药造就的一代名苗医。

如此厚重的苗家采药习俗与采药方法，得益于几千年来苗医药文化的积淀，没有苗医药"起死回生"的典故，就不能流传下来丰富的苗医药临床与采药用药经验。苗家采药习俗、民间药文化流传故事、采药方法反映了苗族

[①] 2014年2月，田华咏为苗医滕建甲著作《苗家采药习俗与方法》撰写的序言。

药文化的精神内核。为了让更多的人了解苗医药、认识苗医药，让苗医药更好地为广大群众的健康服务，滕建甲先生对家乡的苗药采集习俗与方法进行较为系统的收集整理，凝练出苗族药文化的精髓，对发掘整理苗医药文献，构建中国苗医药理论体系具有重要作用。滕建甲先生发掘整理苗家采药方法与经验，旨在回归苗族民间，指导广大苗医药人员的用药实践，使苗医药成为当今适用的卫生资源，服务社会、服务群众。

是为序！

唤起久违的文化乡愁[①]

——《苗医小儿推拿学》序

湘西刘氏小儿推拿,在中医学术界被誉为中国小儿推拿三大学术流派之一。2016年,该项目被列入湖南省非物质文化遗产代表性项目名录。但湘西刘氏小儿推拿与湘西苗医的关系,外人知之甚少。其实湘西刘氏小儿推拿的创始人刘开运先生,是地地道道的湘西苗家汉子,祖传苗医大师。是他将祖传苗医小儿推拿技术与中医小儿推拿技术科学地融汇于一体,创立了一套新的小儿推拿技术,被同行或后学总结为湘西刘氏小儿推拿。半个世纪以来,一直被视为中医小儿推拿。

吉首大学医学院三位85后青年俊彦李中正、贾元斌、刘盈盈,为了发掘传承苗医药学遗产,做好小儿推拿教学与临床实践,精心编著《苗医小儿推拿学》一书,在付梓之际嘱我写点研读之悟!欣然受之。重温刘氏小儿推拿学的历史及学术成就,又唤起我对苗医药文化的乡愁与思念!我虽然不是苗族,但在苗乡生活与工作近50年,也学习研究苗医药40余年,与苗族医药文化结下了不解之缘,此时此刻又激起了深切的文化共鸣!我深深地思考如何还原湘西刘氏小儿推拿源远流长的苗医药文化血脉,为其正名,恢复其姓苗的历史原貌。刘开运先生虽然离我们远去,好在这三位作者都与刘氏小儿推拿有着割舍不断的关系,都是刘氏小儿推拿的学术传人。更值得一提的是,刘盈盈老师是刘开运先生的嫡孙女,是湘西自治州非物质文化遗

[①] 2018年,田华咏为李中正、贾元斌、刘盈盈著作《苗医小儿推拿学》撰写的序言。

产项目的代表性传承人,更有责任传承爷爷留下的刘氏小儿推拿技术与苗医药学术文脉。

《苗医小儿推拿学》是目前我国首部以苗医冠名的小儿推拿学术专著。其耀眼的闪光点,是将刘开运先生创立的小儿推拿学术思想贯穿全书,通篇流淌着苗医药文化血脉,又突出了湘西刘氏小儿推拿的民族地域特色、学术特色。目的在于加大对苗医药文化的发掘、苗医小儿推拿技术的推介,让更多的人了解苗医药文化,传承与应用苗医药,享受苗医药的成果。

刘开运先生创立的湘西刘氏小儿推拿技术,我一直认为,这项技术或学术成就与苗医药密切相关,烙有苗医药文化的印记。我曾在 10 年前出版的《中国苗医史》一书中,对刘开运先生的学术成就及苗医小儿推拿特色技术做过介绍。20 世纪 60 年代中期至 70 年代,刘开运先生先后在湖南中医学院、湖南吉首卫校任教,应用他的小儿推拿技术治疗小儿外感发热、小儿腹泻、小儿营养不良、小儿惊厥等病症,在临床上取得满意疗效。由于刘开运老师的推拿技术具有经济、简便、安全、有效、患儿易接受的特点,一直成为学校的热门精品课程,他的学生遍及全国各地。20 世纪 70 年代,吉首卫校组织专家对其技术进行总结,编写《小儿推拿讲义》作为培训教材。还编撰了《小儿推拿疗法》一书,1978 年由湖南人民出版社出版发行。1988 年 6 月,湘西自治州卫生局、吉首卫生学校将刘开运副教授的《小儿推拿疗法》,拍摄成四集电视系列科教片《推拿奇葩》。该科教片在国内公开发行后,使刘氏小儿推拿疗法得以推广应用,而后又编入中医教材,丰富和发展中医小儿推拿学。

苗医药文化是苗族这个世界上苦难深重而又顽强的民族,留下来的宝贵文化遗产。湘西苗乡是我国苗医药重要原创地与应用地。湘西苗医药文源深、文脉广,已经成为当今一种地域文化的历史标记。以苗医小儿推拿学为学术代表所展现出的苗医药独特发展历程及其文化沉积,必将成为湘西民族医药文化地标,同时也是递向海内外又一张湘西苗医药的文化名片。

《苗医小儿推拿学》的著作者，生在湘西大山，长在湘西大山，深受苗医药文化的浸润，他们以延续中国苗医药文脉为己任，以苗医药思想为指导，用科学的脚步诠释苗医小儿推拿的神奇功效。愿《苗医小儿推拿学》这朵艳丽的奇葩绽放在祖国传统医学的大雅之堂。

爰为序。

苗族医药的盛世华章[①]

——《中华本草·苗药卷》评介

由贵阳中医学院邱德文教授、杜江教授主编,中国民族医药学会会长诸国本教授作序的《中华本草·苗药卷》,最近由贵州科技出版社出版发行。它的出版发行,是我国民族医药界的一件幸事,更是国内乃至海外苗学界的一大盛事。

《中华本草·苗药卷》全书148万字,收载国内苗族地区民族常用、来源清楚、疗效确切、比较成熟的苗药391味、插图400余幅。全书分上、下两篇,上篇为概论,概述了苗族医药学发展简史、苗药学基础理论;下篇为药物,对每味药物从汉文正名、苗药正名、品种考证、来源、原植(动、矿)物、栽培、采收加工、药材鉴别、化学成分、药理、药性、功能与主治、用法用量、附方、制剂、现代临床研究、参考文献等方面进行详细的论述。还有附篇和索引部分,在附篇中列出国家标准民族药(苗药)154种、主要参考书目36部;索引部分包括药物汉文名称,药用植物、动物学名及矿物药名称,药物苗语名称索引。

《中华本草·苗药卷》是我国目前最具代表性的苗医本草学专著。其民族特色主要体现在:一是药物名称,采用双语正名法,即汉文正名采用历代常用名或现代习称,并注以汉语拼音;苗药正名采用苗族主要聚居区苗

[①] 2006年1月,田华咏为贵阳中医学院邱德文、杜江主编的《中华本草·苗药卷》撰写的书评。

医习用汉文音译，并注以苗语拼音。二是用苗药两经（冷药、热药）、七味（酸、甜、辣、麻、涩、辛、淡）作为药性，归纳苗药的性、味和归经。三是根据苗医药临床应用经验，整理总结苗药的功能与主治，并介绍苗医临床应用的经验方。四是用苗医特殊的加工炮制方法对某些需要特殊加工的苗药进行炮制加工。五是苗药制剂，以苗药为主的复方制剂按照国家食品药品管理部门批准的现代工艺技术加工生产，达到质量控制标准的新型苗药制剂。该书苗族医药文化特色鲜明，是一部可读性很强的民族医药学专著。

苗族医药历史悠久，可追溯到远古的蚩尤九黎时期。苗族医药文化历史，大体经历了三个大的发展阶段，在各个不同时期形成了三种形态不一的医药文化现象。一是以神为象征的苗族原始医药文化形态，即氏族部落医药文化，如神话传说中的神农尝百草、蚩尤传神药、祝融传授按摩术、药王传医方等，以神为主、神药两解的原始医药文化形态。二是以沟通鬼神的巫教为象征，巫医结合的巫医文化形态，如苗族巫医的过阴、望鬼术、占卜术、神明术、放蛊术等延巫求祷，祈求病愈的巫文化形态。三是以医药防病治病为特征的苗族医药文化形态，苗族医药文化是从神话传说、药物的识别，到临床医药知识积累的漫长过程中形成与发展起来的。中国苗医学具有医药一家、医巫一家、神药两解、医武一家和自成一体的特色，是中国优秀传统医药文化的重要组成部分。流传在苗族民间的"万年苗药，千年苗医""三千苗药，八百单方""一个药王，身在四方，行走如常，风餐露宿，寻找药方"等历史传说、歌谣，把苗族医药从远古的神话中传承下来，也例证了苗族医药文化对中华民族文明的历史性贡献。苗族医药萌芽于炎黄、蚩尤时期，形成于秦汉，发展于明清，复兴于近现代，在经历了五六千年的曲折发展，才有今天的盛事华章。

著作者们以辩证唯物主义和历史唯物主义的观点为指导，以继承发扬、整理提高为宗旨，对我国苗族本草文献进行系统收集整理和科学总结，精心编纂而成《中华本草·苗药卷》，使之成为超越前代、富有特色的集大成之作。这是一部科学性、先进性、实用性和权威性很强的苗族药物学专著,是苗族药物学划时代的里程碑,是我国当代苗药研究的标志性成果。

《中华本草·苗药卷》的出版发行,对我国苗族医药的临床、教学、科研和产业化都具有重要的指导作用,必将产生良好的效益和丰厚的回报。

苗族医药文化与艺术的完美结合[①]

——读《至尚情怀》感言

读完苗医吴言发先生创作的《至尚情怀》文学剧本,被剧本中主人公龙江嘎精湛的苗医医术、无私奉献的精神、高尚的情怀深深打动。龙江嘎的原型龙玉六,是湘西花垣县古苗河畔的苗族医学名家。他自幼拜师学习苗族医药,凭着超人的记忆和刻苦的学习,成为后人传诵的不识字的苗医大师。在他60多年的苗医生涯中,将苗医理论应用于临床实践,为群众治好不计其数的疑难病症,还演绎了曲曲医患情深之歌,他的精神道德和高超医术,受到患者的交口称赞和当地苗族同胞的敬重。1960年,他被评为全国卫生模范,出席了全国文教卫群英大会,受到了刘少奇、周恩来、朱德等党和国家领导人的亲切接见,在苗家山寨引起轰动。

苗族悠久的医药文化,大体经历了三个发展阶段,在不同时期形成了三种形态不一的医药文化现象。一是以神为象征的苗族原始医药文化形态,即氏族部落医药文化。这种文化形态可从苗族原始神话、传统苗族古歌等世代口碑文化中梳理出来,苗族远古医药文化大约也是顺着这么一条脉络传承至今的。神农尝百草、辨百药,尽知其平、毒、寒、温之性,臭味所主,尝药疗疾,救死扶伤;蚩尤传药,医治百病,起死回生,返老还童,明晓阴阳;祝融传熟食,传按摩强身健体术;药王爷爷风餐露宿寻找药方,出现三千苗药、八百单方的苗医远古医方。这一时期的苗家医药是以神为主、神药两解

[①] 2006年10月18日,田华咏为苗医吴言发著作《至尚情怀》撰写的读后感言。

的医药文化形态。二是以沟通鬼神的巫教为象征的巫医结合的巫医文化形态。如苗医的过阴、望鬼术、驱鬼术、占卜术、神明术、放蛊术等，是巫术与医药相结合，祈求病愈的巫医文化。三是以医药治病为象征的苗族医药文化形态。苗族医药从它诞生的那天起就充满神秘和神奇性，又是神话般的医药史诗。我国苗族医药文化在神秘中延伸，在神奇中传承，在神话中折射，在实践中升华，是苗族同胞几千年来同疾病做斗争的成就积累，为苗族人民健康做出了不可磨灭的贡献。苗族医药不仅是苗族的文化瑰宝，更是祖国传统医药的精华。

医学、文学是苗族文化的重要组成部分，都是为人民身心健康服务的。吴言发先生学习和研究苗医20多年，颇有建树，时有研究论著发表，是一位有成就的、注重理论与实践相结合的中年苗医。他在诊疗之余，挑灯夜读，承先贤之苗医学术，探苗族文化之精髓，将老苗医龙玉六的事迹以文学的形式展现出来，是苗族医药文化与艺术的完美结合，推进了苗族医药的学术与艺术的繁荣，重铸苗医之魂，让世人领略未被大众熟悉的苗医风采，让世人知晓在毗连黔蜀、屏蔽辰常、襟山带水的湘西大苗山还有如此神秘的苗族医药。

古苗河畔歌舞起，"至尚情怀"传大地。

爰为序。